AF600916

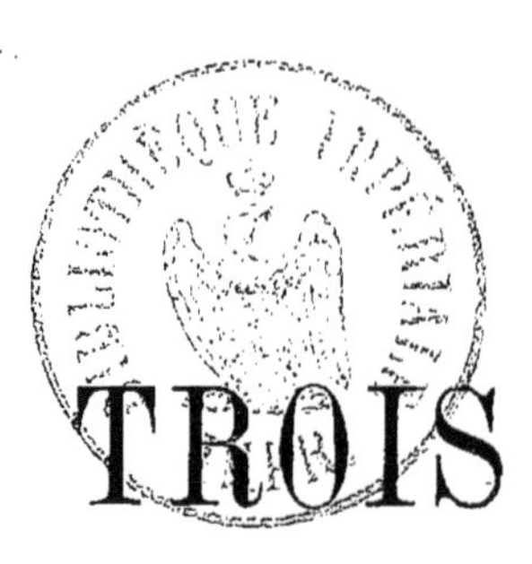

LES

TROIS FLÉAUX

LE CHOLÉRA ÉPIDÉMIQUE

LA FIÈVRE JAUNE ET LA PESTE

LES

TROIS FLÉAUX

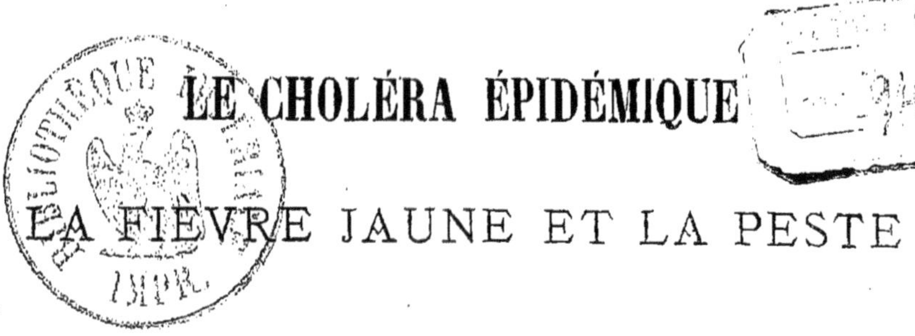

LE CHOLÉRA ÉPIDÉMIQUE

LA FIÈVRE JAUNE ET LA PESTE

PAR P. FOISSAC

DOCTEUR EN MÉDECINE DE LA FACULTÉ DE PARIS
Lauréat de l'Institut
Chevalier de la Légion d'honneur
Commandeur de Saint-Sylvestre, Chevalier de l'Ordre de Grégoire-le-Grand et du Medjidié
Membre de la Société Météorologique de France
Ancien Président de la Société Médicale du 1er arrondissement.

PARIS

J.-B. BAILLIÈRE et Fils, Libraires de l'Académie impériale de Médecine
RUE HAUTEFEUILLE, 19

ET AUX BUREAUX DE L'UNION MÉDICALE
Rue du Faubourg-Montmartre, 56

—

1865.

PRÉFACE.

Cédant aux sollicitations qui nous ont été faites, nous réunissons les différents articles sur le choléra, que nous avons publiés dans l'*Union médicale*. Si les documents et les conseils que nous avons pu fournir aux Médecins ont cessé d'avoir une utilité actuelle, par suite de la diminution et de la disparition à peu près complète de l'épidémie, on peut craindre néanmoins qu'elle ne se réveille au printemps sur quelques autres points, et, dans cette prévision, c'est un devoir pour tous les praticiens, non-seulement d'indiquer la marche à suivre si le choléra éclate, mais surtout de chercher à prévenir le mal. Aujourd'hui enfin, la question scientifique s'est élevée à la hauteur d'une question sociale, depuis que deux ministres du gouvernement de l'Empereur, dont nous connaissons depuis longtemps le cœur généreux et l'esprit d'initiative, ont provoqué la réunion d'une conférence sanitaire internationale, à l'effet de prémunir l'Europe contre les atteintes périodiques du choléra.

Déjà, en 1849, MM. Roche et Bonnafont avaient sollicité la mesure qui est en voie d'exécution. Ils pensaient, eux aussi, comme le font aujourd'hui M. le Ministre des Affaires étrangères et M. le Ministre de l'Agriculture, du Commerce et des Travaux publics, qu'*à chacune des étapes que parcourt le choléra, il ne suffit pas de lui opposer des obstacles qui portent au commerce des préjudices réels, et n'offrent à la santé publique que des garanties trop souvent impuissantes, et qu'on devrait chercher à étouffer le mal à sa naissance, plutôt encore qu'à l'entraver sur sa route.*

Tout en applaudissant à un aussi noble dessein, nous croyons que l'organisation d'un service sanitaire en Orient n'atteindra qu'incomplétement le but qu'on se propose ; ce n'est pas à la Mecque, à Médine, à Suez, mais bien dans l'Inde, dans le delta du Gange qu'on doit combattre le choléra. Nous ne doutons pas qu'à peine réunie, la Commission internationale ne reconnaisse l'insuffisance de mesures qui n'attaquent pas le mal à son foyer même.

La plupart des écrivains qui se sont occupés du choléra ont reconnu certaines affinités entre cette maladie et les épidémies de peste et de fièvre jaune. Ces trois fléaux étant véritablement des maladies sociales, réclament la même sollicitude de la part des gouvernements ; il est en leur pouvoir d'en détruire le triple foyer, et de délivrer par là les populations du tribut qu'elles payent, pour ainsi dire chaque aunée, à ces ennemis implacables. Il faut éclairer, il faut prévenir, surtout quand le mal est encore éloigné. Indépendamment d'un intérêt pratique, l'espoir d'apporter quelque lumière dans les conseils de la conférence internationale, voilà le but que nous nous proposons par cette publication.

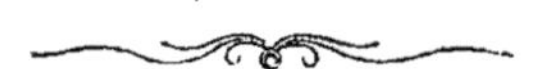

LES TROIS FLÉAUX

LE CHOLÉRA ÉPIDÉMIQUE
LA FIÈVRE JAUNE ET LA PESTE.

PREMIÈRE PARTIE

LE CHOLÉRA ÉPIDÉMIQUE OU INDIEN

Considérations sur l'origine et la marche du Choléra.

Depuis la peste noire du XIVe siècle, aucune épidémie n'avait produit d'aussi grands ravages et une terreur aussi générale que le choléra asiatique. Dans certains pays, à l'approche du fléau, les populations prennent la fuite, les villes deviennent presque désertes. Au mois de juillet 1822, Abbas-Mirza ayant mis les Turcs en déroute, s'apprêtait à faire le siége d'Erzeroum, lorsque, le lendemain de sa victoire, le choléra qui s'était déjà manifesté par quelques cas isolés, redoubla de violence et fit périr 2,000 hommes en une seule marche. L'armée, épouvantée, battit précipitamment en retraite; elle se dispersa malgré les ordres du prince et des officiers qui, abandonnés de presque tous leurs soldats, se virent forcés de signer la paix. On se ferait difficilement une idée de l'épouvante que l'invasion de l'épidémie répandit dans Athènes; un grand nombre d'officiers désertèrent leur poste; un ministre lui-même, ainsi que le médecin du roi, se séquestrèrent complétement et ne reparurent que quand le danger fut passé. Nous pourrions citer des contrées et des villes d'Europe, Tafalla par exemple, où les malades manquaient des soins nécessaires, où les cadavres gisaient dans les cimetières et jusqu'au milieu des rues, privés de sépulture, où des milliers d'individus erraient dans les campagnes, fuyant le danger et partout repoussés, tant on redoutait que leur contact ne communiquât la maladie. Récemment Constantinople a présenté quelques faits non moins déplorables. Dans l'Inde, on avait immolé des victimes humaines pour apaiser les idoles qu'on supposait irritées. Plusieurs contrées civilisées de l'Europe ne se montrèrent ni moins superstitieuses ni moins cruelles : ainsi, en 1854, trois médecins furent massacrés comme empoisonneurs par la populace de Gênes.

Nous consacrerons la plus grande partie de notre travail au traitement et à la prophylaxie du choléra indien; mais il nous a paru également de quelque utilité, de présenter un résumé succinct des opinions que l'on peut se former sur l'origine, la marche, les causes et le mode de propagation de cette maladie. C'est en étudiant parfaitement ces questions, autant que leur obscurité permet de les pénétrer, que les médecins et les hommes politiques pourront décider s'il est au pouvoir de la science d'étouffer le mal à son foyer, ou d'opposer du moins à ses apparitions réitérées une barrière infranchissable.

Ainsi que son étymologie l'indique, Hippocrate désigna sous le nom de choléra un flux bilieux exagéré, sans analogie toutefois avec le fléau indien. Arétée, dans le Ier siècle, Sydenham en 1669 et 1676, Huxham en 1741, décrivirent le choléra sporadique avec quelques-uns des caractères que nous avons observés dans les épidémies qui ont envahi l'Europe; dans les pays marécageux, il constitue une des formes les plus graves de la fièvre pernicieuse.

Les médecins anglais eurent l'occasion d'étudier le choléra indien à l'état endémique; c'est ainsi que l'ont décrit Bontius en 1669, Lind, Sonnerat, Thompson, et la Société physico-médicale de Calcutta depuis 1774 jusqu'à 1787. Suivant ces observateurs, il était dû à des causes particulières aux contrées de l'Inde : la chaleur humide du climat, l'intoxication palustre des bords du Gange et la négligence des soins hygiéniques. Toutefois, avant le commencement de ce siècle, il n'avait pas franchi ce qu'on regardait comme ses limites naturelles; jamais on ne l'avait vu sortir de son foyer et se répandre sur le reste du globe à la manière des grandes épidémies.

C'est en 1817 seulement et dans les années suivantes, que le choléra attaque successivemen et pour la première fois, des provinces entières et des continents éloignés. Au commencement de 1817, il éclate sur divers points de l'Inde britannique, vers l'un des bras du Gange inférieur au Sud, au delà du Buhrampooter au Nord. Au mois de juillet, il existe à Patna et à Dinapore; au commencement d'août à Dacca, dans la province de Béhar; le 19 août, à Jessore, au milieu du delta du Gange, où il fit 10,000 victimes; sur la fin du même mois, à Calcutta; ensuite à Nagpore, Moltay, Balassore et dans toutes les directions de la province du Bengale. Le 9 novembre, il surprend, sur la rive droite du Bétoah, l'armée anglaise, composée de 10,000 Européens et 80,000 indigènes, en moissonne 20,000 en six jours; l'armée, terrifiée, prend à peine le temps d'enterrer ses morts, change ses cantonnements, passe sur la rive gauche du Bétoah, et la maladie s'éteint subitement. Cette même année, l'épidémie envahit Malacca et Java, où, sur 6,000,000 d'insulaires il en enlève plus de 100,000.

Pendant les mois d'hiver, le choléra accorde une trêve aux populations et suspend sa marche; il se réveille au mois de mars 1818, éclate subitement à Allahabad, ravage de nouveau Calcutta, remonte le cours des rivières qui se jettent dans le Gange, s'étend de Bénarès à Bombay, visite toutes les provinces du Décan, gagne la côte du Coromandel, pénètre à Madras, Pondichéry, se montre à Bornéo et envahit l'empire Birman, le royaume d'Aracan, Singapore, la presqu'île de Malacca. Au Nord-Ouest il gagne Lucnow, Cawnpore, Agra, Delhi, s'élève sur les montagnes qui séparent l'Hindoustan du Népaul, atteint même la belle vallée de Catmandou, qui est à une hauteur de plus de 4,000 pieds au-dessus du niveau de la mer. Jamais le choléra n'avait embrassé une aire aussi immense; jamais, dans une seule année, il n'avait promené ses ravages sur autant de provinces. Surpris par l'invasion subite du fléau, les 1,200,000 fanatiques qui se rendent chaque année à Jaggrenah pour adorer l'immonde idole qu'on y vénère, prennent la fuite, comme poursuivis par la déesse de la mort, et sèment les chemins de malades et de cadavres.

En 1819, le royaume de Siam, Bankok, Pénang, Goâ, Ceylan, Sumatra, Maurice et l'île de la Réunion payent leur tribut de mort à l'épidémie. En 1820, elle désole le Tonquin, le Cambodge, la Cochinchine, Saïgon, la Chine méridionale, Canton, Manille, les Philippines. Java, Batavia, Samarang, Bornéo sont infestés en 1821. En même temps, le choléra s'avance vers le Nord-Ouest, envahit la Perse, l'Arabie, Bassora et Bagdad, où il sème la terreur et fait d'épouvantables ravages. L'année suivante, il est à Pékin et dans toute la Chine septentrionale. En 1823, nous le trouvons à Macao, aux Moluques, à Amboine, à Macassar et en même temps au pied du Caucase et sur les bords de la mer Caspienne. En outre, tout en poursuivant sa marche vers le Nord, le choléra ne cessait cependant pas d'affecter les foyers où il avait pris naissance; après un sommeil de quelques mois, il se réveille chaque année dans l'Inde britannique et y prélève un tribut plus ou moins grand de victimes. Dans les années 1826 et 1827, le choléra franchit l'Himalaya en décimant les populations qui habitent le pied de ces hautes montagnes. Il était facile de prévoir que l'Europe était menacée de l'irruption de cet ennemi invisible, plus terrible que Timour et Attila, et que ni les mers, ni les monts, ni les murailles, ni les armées n'avaient le pouvoir d'arrêter. C'est par deux villes pour ainsi dire asiatiques, l'une au Nord, l'autre au Sud, qu'il y fit son introduction. En 1823, il régna pendant six semaines à Astracan, et, sur une population de 30,000 âmes, en atteignit 216 seulement, fit 72 victimes, puis disparut. Mais l'Europe était avertie; l'histoire de ce fléau lui avait montré qu'il ne reculait jamais. La Russie prit en vain des précautions rigoureuses pour en repousser l'invasion : un premier cas de choléra éclate dans l'hôpital militaire d'Orenbourg, le 26 août 1829; un second le 9 septembre; d'autres malades y arrivent les jours suivants, et, jusqu'au 6 novembre, on y compte 279 attaques et 79 décès. Dans la ville, sur une population de 7,000 habitants, il y eut 801 malades et 121 morts seulement. Orenbourg passe pour extrêmement salubre; située sur la rive droite de l'Oural (51° 45' 5" lat., 52° 44' 30" long.), cette ville forme un vaste entrepôt de commerce pour les Calmoucks, les Sibériens, les Kirghis et les Boukares.

Au mois de juin de l'année suivante, l'épidémie cholérique traverse l'Araxe; elle est à Tiflis le 8 août, et, sur une population que la fuite à réduite à 8,000 habitants, elle en moissonne 2,500 en 28 jours. En même temps, elle gravit les hautes cimes du Caucase et descend sur la pente européenne, en suivant le cours Tereck. Dès le 31 juillet, Astracan est en pleine épidémie; le 27 août elle a ravi 4,043 habitants. Le choléra remonte le Volga en franchissant des espaces immenses, atteint, le 12 août, Saratof, à 80 lieues d'Astracan; Penza à 50 lieues de Saratof, le 29; puis Samara, Sirbirsk, Kasan, Woronetz, Nijni-Novogorod, Kostroma, Wladimir, et, sur la fin de septembre, il éclate au milieu de Moscou, malgré le triple cordon sanitaire qui enceint cette vieille cité. En même temps, il ravage le littoral de la mer Noire et de la mer d'Azof, ainsi que les provinces danubiennes; marchant toujours, il se répand en Volhynie, en Podolie et dans le gouvernement de Kiew. En 1831, l'héroïque et malheureuse Pologne était soulevée et défendait, les armes à la main, ses foyers et son indépendance; mais le choléra marchait dans les rangs de l'armée russe; il envahit Grodno et Vilna, se répand sur le champ de bataille d'Ostrolenka, pénètre à Varsovie le 14 avril, et gagne ensuite la Gallicie, l'Autriche, la Bohême, la Hongrie, Dantzick, la Prusse; puis, continuant sa marche fatale, traverse le détroit, se montre à Londres, Édimbourg, Dublin, passe en France, éclate à Calais le 15 mars 1832 et auparavant à Paris, rue des Lombards, le 13 février. Dans les mois de mars et d'avril, toutes les rues à peu près de cette grande cité étaient envahies par le fléau, qui ne tarda pas à se répandre dans plusieurs départements; bientôt le nord de la France et toute l'Irlande furent en proie à l'épidémie.

En 1833, le choléra franchit l'Atlantique et visite New-York, Philadelphie, le Canada, la Nouvelle-Orléans, la Havane, le Mexique, tandis que sur le continent il ravage Lisbonne, Séville, Cordoue, Grenade et Malaga; on nous assure que Burgos en fut toujours préservé. Il n'entre à Madrid qu'en 1834, puis il gagne les côtes, Gibraltar et Barcelone; dans l'été et l'automne de 1835, il est à Marseille, Toulon, Montpellier, Nîmes, Avignon, Cette, Nice, Villefranche, Livourne, Coni; Gênes et vingt-deux villes du Piémont, la Lombardie, Florence, Venise, Trieste sont atteintes à leur tour; en même temps il se dirige sur Malte et sur la côte septentrionale d'Afrique.

Une nouvelle épidémie de choléra asiatique fondit sur l'Europe dans les années 1848-49 et ne produisit pas de moindres désastres que celle de 1832. Dans sa marche irrégulière, il franchit des distances immenses : on le trouve à Tiflis le 1er juin 1847, à Constantinople le 16 juin 1848, à Smyrne le 22 juillet, à Berlin le 28, à Calais et à Dunkerque le 1er octobre, à Londres le 6, au Havre le 10 décembre, à Saint-Denis le 31 janvier 1849, à Paris le 9 mars. En Amérique, cette nouvelle épidémie fut bien plus meurtrière que la première. Après avoir débuté à Chagres, au commencement de 1849, elle s'étend à Panama, Carthagène, Santa-Marta, dévaste les villes et les bourgs situés sur les bords du Rio-Magdalena ainsi que les ports mexicains sur l'Océan-Pacifique, Mazatlan, Acapulco en particulier.

La Sibérie, jusque-là préservée du choléra, en fut atteinte au commencement de juillet 1848. A la même époque, il envahit également l'Égypte et, en moins d'un mois, enleva au Caire 6,641 personnes, à Alexandrie 4,032, à Tantah 1,800, et dans les villages de l'intérieur 7,000.

L'épidémie de 1848-49 attaqua également, en Belgique et en Hollande, un plus grand nombre de provinces que celle de 1832. Anvers, Rotterdam, Mons, Liége furent très-maltraités ; elle persista dans cette dernière ville, même pendant l'hiver, et envahit Gand ainsi que plusieurs villes du Hainaut et de la Flandre orientale dans les mois de janvier et de février ; ses ravages ne s'arrêtent que durant les froids de l'automne de 1849. Luxembourg fut la seule ville où le choléra fit encore quelques victimes (28) en 1850.

La troisième épidémie cholérique, moins violente en certains endroits que les deux premières, visita cependant quelques contrées où ce fléau ne s'était pas encore montré. Il envahit, pour la première fois, Copenhague le 12 juillet 1853, atteignit son apogée le 27 juillet et disparut entièrement le 1er octobre ; sur 7,219 malades, 4,737 succombèrent. La Suisse doit être considérée comme l'un des pays où le choléra a fait le moins de victimes. En 1854, Genève perdit deux cholériques seulement ; d'août à octobre 1855, en soixante jours de durée, le nombre des malades ne dépassa pas 92, sur une population de 66,000 habitants. Annecy, toutefois, fut plus cruellement éprouvée : sur 10,000 âmes, cette ville compta 72 cas en 1854, et 1,500 en 1855.

Certains médecins avaient prétendu que le choléra, comme la peste, était une maladie de l'hémisphère boréal, qu'il ne franchirait pas l'équateur pour venir s'établir sur les plages marécageuses de l'Amérique du Sud. « Il suffit de rappeler cette immunité, disait l'ingénieux Fourcault, pour réduire à néant les spéculations théoriques des médecins qui font voyager, au gré de leur imagination, des insectes, des *semina,* des principes délétères qu'ils considèrent comme les causes du fléau indien. » Tandis que Fourcault écrivait ces lignes, le choléra qui, ainsi que la fièvre jaune, avait si longtemps respecté l'Amérique du Sud, faisait invasion, le 18 juillet 1855, à Rio-Janeiro, et jusqu'au 12 novembre, enlevait 3,403 malades sur une population de 300,000 habitants ; les décès se partagèrent également entre les hommes libres et les esclaves. De la capitale, la maladie se propagea à une grande partie des provinces de ce vaste empire.

On comprend les motifs qui nous empêchent de suivre, quant à présent, la marche de la quatrième épidémie que les pèlerins de la Mecque viennent de répandre sur l'Europe. Pendant les mois de mars et d'avril, elle avait fait parmi eux plusieurs milliers de victimes. En se dispersant dans toutes les directions, ils importèrent le choléra dans les villes du golfe Persique et du golfe Arabique. Il fit un nombre effrayant de victimes à Djeddah. Alexandrie, Rosette, le Caire, Tantah, furent infestés dès le mois de juin ; il est importé à Constantinople par un vapeur de la marine militaire venant d'Alexandrie. Puis enfin Gibraltar, Barcelone, Séville, Madrid, Toulon, Marseille, Paris, Ancône, etc., payent à leur tour leur tribut au fléau.

Mortalité du Choléra.

Nous ne voulons pas dresser une statistique mortuaire du choléra depuis son apparition ; nous rapporterons seulement quelques chiffres pour faire apprécier la malignité de la maladie et la nécessité de prendre quelque grande mesure, pour en repousser les atteintes périodiques. Quelque considérable que soit la mortalité dans chaque épidémie, certaines circonstances inconnues ont pu quelquefois ajouter au mal un degré de gravité tout exceptionnel ; ainsi, dans le district de Balgulpore, le choléra ravit en dix mois 15,571 personnes ; à peine un malade sur cent échappa-t-il à la mort. Dans les diverses épidémies, on a remarqué que certaines contrées, certaines villes, certains quartiers, des maisons spéciales, quelques familles étaient plus particulièrement décimés. Au mois de juillet 1855, pendant que le choléra sévissait à Séville, le général Schelly, âgé de 44 ans, demeurant aux environs de cette ville, fut atteint dans la nuit du 11 au 12, et succomba en quelques heures ; sa fille, ses sœurs, l'administrateur de ses biens, la femme de ce dernier et trois domestiques périrent en même temps ; la femme du général, sa mère et le marquis de Vilvestre, son frère, furent à l'agonie et cependant purent être rappelés à la vie.

Suivant le docteur Conwell, chaque irruption annuelle du choléra dans l'Inde britannique a produit une mortalité qui peut être évaluée à 20 p. 100 pour les troupes et à 6 p. 100 parmi la population. Quel effrayant total on obtiendrait pendant les quinze premières années qui furent les plus meurtrières ! Les autres provinces asiatiques ne payèrent pas un moindre tribut au fléau : En 1820, il enleva 40,000 habitants à Bankok, 30,000 à Lahore et ses environs ; en 1821, 100,000 à Java. La Chine perdit, assure-t-on, plus de 5 millions d'hommes ; les moyens de sépulture étant insuffisants, le trésor impérial pourvut aux frais des funérailles. L'épidémie moissonna le dixième de la population en Syrie, le cinquième à Erivan, le tiers à Mascate, à Bagdad et à Bassora.

La proportion des décès fut bien différente dans des pays situés parfois à côté les uns des autres. Chose remarquable, c'est au foyer même de l'infection que cette proportion a été le moins élevée. Ainsi, du 20 août au 31 décembre 1817, époque de la première épidémie de Calcutta, 35,736 habitants furent atteints, il en mourut 2,300 seulement, soit 1 sur 15 environ. Dans la ville de Sylhet, sur une population de 18,000 âmes, il y eut, en cinq mois, 10,000 malades et 1,197 morts, soit 1 sur 11. A Cawnport, on compta 500 malades et 50 décès seulement. La proportion fut moins favorable ailleurs : dans le district de Decca, du mois d'août 1817 au mois de juillet 1819, 6,354 malades fournirent 3,757 décès. Dans le district de Nuddéa, traversé par un des bras du Gange, sur 25,500 malades, les deux tiers succombèrent. Pour l'armée, la mortalité varia, suivant les stations, du quart au cinquième. De 1818 à 1822, 3,664 Européens furent atteints dans les divers campements, 695 périrent ; il y eut, parmi les indigènes, 15,830 malades et 3,735 morts.

On devrait s'attendre à trouver une mortalité moins forte, dans des contrées considérées comme étant plus salubres que l'Inde et dans les pays où la civilisation, l'hygiène publique et la science médicale ont acquis un haut degré d'avancement. Malheureusement, il n'en est pas ainsi, et dès lors il faut croire que, pareil à la syphilis et à la variole, le choléra, sorti de l'Inde, acquiert dans ses migrations un degré de virulence qu'il n'avait pas à son foyer même.

Dans la première épidémie, le nombre des personnes atteintes pour tout l'Empire russe fut, dit-on, de 54,367, et celui des morts de 31,236, c'est-à-dire des trois cinquièmes. Des médecins bien informés regardent les chiffres précédents comme peu exacts et pensent qu'il faut au moins doubler le nombre des attaques et celui des décès. Il résulte d'un rapport officiel que, dans l'épidémie de 1848, la Russie compta 1,686,849 cholériques, sur lesquels 668,012, un peu moins de la moitié, succombèrent. La mortalité ne fut pas moindre en 1855, comme on peut en juger par un seul exemple : du 26 mars au 11 décembre, 3,104 individus furent atteints du choléra à Moscou ; il y eut, sur ce nombre, 1,534 guérisons et 1,570 morts.

En Autriche, en Prusse, dans toute l'Allemagne, la proportion des décès ne fut pas moindre qu'en Russie. Dans certaines villes même, on peut constater des résultats pareils au suivant : au 1er septembre 1848, on comptait que 377 personnes avaient été atteintes de choléra à Berlin ; 235 étaient déjà mortes, 38 guéries, 104 restaient en traitement.

En Belgique, le chiffre des décès surpasse ou du moins égale celui des malades ; l'épidémie de 1848-49 compte seule 23,027 décès cholériques. Les proportions se sont trouvées un peu moindres en Angleterre, où la mortalité a été d'environ 46 pour 100. Il résulte, en effet, des relevés publiés par le *Registrar general* que, dans le cours de l'épidémie de 1832, la population de Londres étant alors de 1,681,641 habitants, il y eut 14,144 attaques et 6,728 décès seulement ; les médecins eurent recours presque exclusivement au traitement stimulant. En 1848-49, la population avait atteint 2,206,076 habitants ; 30,000 personnes furent attaquées, on compta 14,601 décès. Il résulte de ces chiffres que, en 1832-33, il mourut du choléra 1 habitant sur 250, tandis que, dans l'épidémie de 1848-49, il en mourut 1 sur 151. Ainsi, en 1832, la mortalité se trouve de deux cinquièmes au-dessous de celle de 1849.

Il semblerait, *à priori*, que la maladie aurait dû diminuer de violence à chaque nouvelle manifestation, ainsi que cela était arrivé pour la variole, la suette et la coqueluche ; on voit cependant qu'il n'en fut pas ainsi. La troisième épidémie frappa peut-être un moins grand nombre d'individus que la première et la seconde ; mais plus de la moitié des malades succombèrent. En 1854, de la fin de juillet à la fin de septembre, où l'épidémie ne comptait plus que des cas isolés, il y eut à Munich, sur une population de 100,000 habitants réduite à moitié par l'émigration, 4,365 cholériques et 2,140 décès. A Amsterdam, du 30 juillet au 31 août, le chiffre des malades s'éleva à 644 et celui des morts à 422. Le 1er novembre 1855, le choléra disparut de Madrid : 5,501 malades avaient été atteints, 3,697 étaient morts. Nous ignorons quels seront les chiffres de l'épidémie actuelle pour l'Espagne ; mais nous savons que, dans la seule journée du 8 octobre dernier, on a enregistré à Madrid, 400 décès. Au mois d'août 1856, le choléra envahit Lisbonne ; en sept jours, sur 1,770 cas, 730 malades avaient succombé.

L'Italie fut une des contrées les plus maltraitées par

l'épidémie de 1855. Dans les États sardes, le nombre des cas s'éleva à 37,032, les décès à 18,872. *La Gazette de Milan* constatait que, jusqu'au 4 septembre 1855, il y avait eu dans toute la province 48,646 cas et 22,987 morts. Le duché de Parme et de Plaisance fournit 13,372 malades et 8,020 morts ; celui de Modène et de Reggio, 11,396 cas et 6,566 décès ; le grand duché de Toscane, 48,618 attaques et 25,941 décès. En ajoutant à ces chiffres ceux de la Vénétie et des États romains qui ne s'élèvent pas à un moindre nombre proportionnel, on arrrive à ce résultat que l'Italie a fourni au fléau, dans la seule année 1855, le contingent lugubre de plus de 100,000 victimes.

Aucune des trois épidémies qui ont fondu sur l'Europe n'a épargné la France. Celle de 1832 enleva 103,000 personnes ; celle de 1849, 100,000 ; celle de 1854, 143,438. En général, la moitié des cholériques succombèrent, et même dans quelques villes la mortalité fut plus considérable. En 1835, sur 524 malades traités dans les hôpitaux de Marseille, on compta 288 décès ; en 1837, sur 377 malades, 196 décès ; en ville, comme dans les hôpitaux, le nombre des morts l'emporta généralement sur celui des guérisons. Une petite ville du Var, Flayosc, présenta, sur une population d'environ 2,000 habitants, 140 cholériques ; 54 guérirent, 86 succombèrent ; la moitié des habitants eurent la cholérine, et, traités à temps, furent préservés d'accidents plus graves. En 1855, certaines communes des environs d'Angoulême perdirent le tiers de leur population ; pas une seule maison, dit M. Chapelle, n'échappa à la maladie.

On peut juger de l'intensité des épidémies de Paris d'après le chiffre des décès et le nombre constaté des maladies. Il y eut :

En 1832, 39,403 malades et 18,654 décès.

En 1849, 35,449 malades et 19,184 décès.

En 1853-54, 17,798 malades et 9,096 décès.

Il résulte de ces chiffres, que la mortalité cholérique tend plutôt à s'élever qu'à diminuer ; mais aussi que dans chacune de ses invasions, à Paris, l'épidémie a frappé un nombre moins considérable de personnes. En 1832, en effet, Paris ne comptait que 759,135 habitants, tandis qu'en 1849, la population atteignait 1,034,286, et que ce chiffre était même plus élevé en 1854. Par conséquent, en 1832 on trouve, en moyenne, un décès sur 42,7 habitants, et seulement 1 sur 54,46 habitants en 1849 ; l'année 1854 n'en offre que 1 sur 100.

Le tableau suivant contient la statistique des décès à domicile constatés dans chaque arrondissement, avec la population correspondante pour les deux épidémies de 1849 et de 1832 :

ARRONDISSEMENT.	DÉCÈS A DOMICILE en 1842.	POPULATION.	DÉCÈS A DOMICILE en 1832.	POPULATION.
Premier...........	836	108,019	600	66,397
Deuxième.........	915	117,388	535	75,087
Troisième.........	500	63,710	403	49,071
Quatrième.........	449	48,233	528	45,151
Cinquième.........	1,023	96,628	519	66,547
Sixième...........	1,120	103,795	817	81,037
Septième..........	837	72,893	1,021	58,044
Huitième..........	1,143	109,925	1,306	72,729
Neuvième.........	717	51,308	1,239	41,895
Dixième...........	1,137	98,635	1,685	81,480
Onzième..........	514	65,652	1,041	50,508
Douzième.........	1,759	98,100	1,194	70,589
TOTAUX......	10,950	1,034,286	11,168	759,135
Décès dans les hôpitaux civils et milit.	8,234		7,486	
TOTAUX......	19,184		18,654	

L'avenir nous apprendra ce que doit coûter à l'Europe chrétienne le pèlerinage de la Mecque de 1865. Déjà le nombre des victimes s'élève à plus de 100,000 ; il dépasse de beaucoup ce chiffre parmi les Musulmans ; il ne nous appartient pas de calculer les pertes qui peuvent en résulter par suite du trouble et de l'interruption des affaires. Mais pour Paris seulement, l'épidémie de 1865, dont la première manifestation remonte au 22 septembre, avait occasionné, le 31 octobre, à minuit, 4,623 décès tant en ville que dans les hôpitaux. Par suite d'accroissements journaliers, elle avait présenté, le 15 octobre, le chiffre maximum de 264 morts ; dès le lendemain, ce chiffre tombait à 216 ; depuis, sa diminution a été graduelle et presque journalière, ainsi qu'on peut en juger par le bulletin suivant de l'*Union médicale :*

« Décidément, le choléra semble nous quitter, non pas brusquement pour revenir de même, comme cela s'est vu dans les épidémies précédentes, mais graduellement, frappant encore quelque victimes, surtout parmi les imprudents, les imprévoyants, et, il faut bien le dire, puisque c'est à l'éloge du courage et de la charité, quelquefois parmi ceux qui, bravement, soit par profession, soit par dévouement, donnent sans relâche leurs soins et leur zèle aux malheureux atteints par le fléau. Honneur à ces nobles victimes !

» Aujourd'hui, 6 novembre, l'épidémie est en pleine décroissance. Que les alarmes se calment donc, mais sans oublier les précautions salutaires. L'ennemi se retire, sans doute ; mais ne nous hâtons pas de braver les consignes, car les impatients pourraient encore payer de leur vie l'imprudence de leur conduite.

» C'est pourquoi nous engageons vivement nos confrères

à ne pas cesser leur surveillance près de leurs clients, trop enclins généralement à se départir des conseils médicaux à mesure que le fléau disparaît.

» Le 1er novembre, le nombre total des décès cholériques, en ville et dans les hôpitaux, n'a plus été que de 92 ; le 2, de 80 ; le 3, de 75, et le 4, de 70. Cette diminution, par cela même qu'elle est peu sensible mais continue, est du plus favorable augure.

» Les hôpitaux civils et militaires ne figurent que pour un quart environ dans ce chiffre total. Les trois quarts des décès ont eu lieu à domicile, et trop probablement parmi les individus qui, malgré les conseils réitérés de l'administration et des médecins, se jouent de toutes les recommandations et deviennent victimes de leur incrédulité ou de leur incurie.

» Le nombre des admissions dans les hôpitaux a suivi parallèlement cette décroissance, et le nombre des cas intérieurs diminue également. L'épidémie semble donc s'éteindre franchement, et dans peu de jours, sans doute, la mortuaire de la ville de Paris sera rentrée dans les limites ordinaires.

» Si l'épidémie borne là ses ravages, elle aura été bénigne relativement aux précédentes invasions, et il sera légitime d'attribuer cette bénignité relative à l'assainissement, à la disparition des nombreux et insalubres quartiers du vieux Paris, où les épidémies de 1832 et de 1849 firent tant de victimes.

» Les mesures sanitaires prescrites par l'administration, exécutées sans bruit, sans ces démonstrations qui attirent et émeuvent l'attention, n'ont pas échappé à l'observation et à la gratitude de ceux qui, par devoir et par profession, doivent rester attentifs à la bonne et intelligente dispensation des secours publics et des moyens hygiéniques.

» Enfin la bonne contenance en face de cette nouvelle invasion du fléau asiatique, et le courage de l'immense majorité de la population parisienne, suivant d'ailleurs d'augustes exemples, n'ont pas été certainement sans influence sur le peu de gravité et sur la disparition rapide de la maladie. »

Il est donc permis d'espérer que le nombre des décès (atteignît-il 7,000) sera très-inférieur à celui de l'épidémie de 1854, qui cependant avait à peine représenté la moitié du chiffre qu'avaient offert les épidémies de 1832 et de 1849. Néanmoins, la maladie n'a rien perdu de sa violence; car il résulte de nos renseignements que la moitié des cholériques, peut-être même davantage, succombent. Nous le répétons donc, c'est à l'assainissement et à la salubrité de Paris qu'on doit attribuer le peu d'extension de la quatrième épidémie du fléau indien.

Des symptômes du Choléra. — Lésions pathologiques.

En quelque lieu que le choléra se soit déclaré, il a frappé toutes les races, les constitutions les plus robustes comme les plus débiles, il n'a épargné ni le sexe ni l'âge. Dans l'Inde, toutefois, il a fait plus de victimes chez les indigènes que parmi les Anglais; si, dans ces contrées, le régime végétal et un tempérament délicat ont paru des causes prédisposantes, en Russie au contraire, on a reconnu que les hommes les plus robustes couraient le plus de dangers. Néanmoins, il s'attaque principalement aux constitutions débilitées soit par la maladie, soit par l'intempérance, soit enfin par les veilles ou les excès de tout genre. En général, la mortalité paraît avoir été plus forte chez l'homme que chez la femme.

Relativement à l'âge, les résultats ont varié suivant les pays. En Russie, la moindre mortalité aurait été de 30 à 35 ans ; la moyenne, de 35 à 45 ; la plus grande, de 45 à 50. A Paris, sur 18,402 malades de l'épidémie de 1832, on compta que sur 1000, 71 avaient moins de 5 ans; 32, de 5 à 15 ; 138, de 15 à 30; 457, de 30 à 60 ; 131, de 60 et au-dessus.

Dans la péninsule asiatique comme en Afrique, en Europe, en Amérique et en Océanie, en Russie aussi bien que dans l'Inde, en France comme à Téhéran, sous les latitudes les plus diverses, chez les peuples barbares ou civilisés, partout le choléra a présenté les mêmes caractères et occasionné une grande mortalité ; d'où l'on peut conclure qu'une cause identique, quoique invisible et cachée, donne partout le signal des accidents. L'invasion a lieu ordinairement pendant la nuit ou le matin. Il est inutile de fatiguer l'esprit par des distinctions arbitraires sur le nombre des périodes et des variétés à admettre dans la marche du choléra algide ou asphyxique ; comme pour toutes les maladies, les symptômes sont plus ou moins graves et menaçants ; les différences que l'on constate proviennent le plus souvent de la différence des constitutions. On peut les résumer ainsi : douleurs ardentes à l'épigastre et aux hypochondres, constriction à l'œsophage, nausées ordinairement suivies de vomissements répétés de matières blanchâtres, rarement mêlées de bile ; borborygmes et coliques vives, selles abondantes rendues coup sur coup, accompagnées d'un sentiment de vide et d'épuisement. Les déjections ordinairement inodores se composent d'un liquide séreux, blanchâtre, qu'on ne peut mieux comparer qu'à une décoction de riz mêlée de flocons albumineux ; *ce symptôme est pathognomonique.* A l'exception des liquides intestinaux, les sécrétions naturelles et morbides sont diminuées ou suspendues. Celle de l'urine est ordinairement supprimée ; la vessie est vide.

La peau présente une coloration plombée, bleuâtre, *cyanosée*, tantôt générale, tantôt plus marquée au visage, aux ongles, à la face dorsale des mains et des pieds. Par suite d'une émaciation rapide de tous les organes, elle se retire et se plisse même. Un des phénomènes les plus remarquables, c'est le refroidissement du corps et particulièrement de l'enveloppe cutanée. Elle produit au contact la sensation froide et humide qu'on éprouve en touchant un cadavre. Ce refroidissement se communique jusqu'à la langue et même à l'haleine. On voit la température extérieure du corps descendre à 20 degrés et même au-dessous, tandis que les cavités conservent encore celle de l'état normal et que les malades accusent une chaleur dévorante ; à un degré plus avancé encore, nous avons trouvé le sang lui-même refroidi.

Ainsi, dans la période algide, la calorification s'opère imparfaitement ; malgré l'anxiété qui se manifeste à la région précordiale, la respiration paraît naturelle, ce n'est qu'aux approches de la mort qu'elle s'accélère et s'embarrasse. Il résulte des expériences ingénieuses de M. Rayer, que l'air expiré par les cholériques contient notablement plus d'oxygène que celui des individus bien portants ; le défaut d'absorption de ce gaz coïncide avec l'abaissement de température, l'altération du sang et l'imperfection de l'hématose; ce liquide étant dépouillé de la sérosité qui forme le produit des évacuations intestinales devient épais et semblable à la gelée de groseilles; quand on saigne, il sort de la veine en bavant. On n'entend aucun bruit anormal au cœur; les battements sont tantôt fréquents, tantôt lents, mais faibles et réguliers; le pouls radial devient filiforme, imperceptible; il s'éteint également dans les branches artérielles des membres et même dans les carotides. La circulation s'y fait lentement et comme dans les veines.

Lorsque, par suite du refroidissement de la peau et de l'altération du sang, les malades ne sentent ni les piqûres ni même les incisions, ils accusent de vives douleurs à la poitrine, à l'épigastre, aux lombes. Au milieu de la prostration et de la torpeur dont ils sont frappés, il survient à peu près constamment des crampes, souvent très-rapprochées, dans les membres, dans les mollets surtout; elles s'étendent parfois jusqu'aux muscles de l'abdomen, du thorax et des mâchoires. On les a vues produire la rétraction des doigts et des orteils et devenir tellement douloureuses qu'elles arrachaient des cris aux malades.

Les cholériques ont une soif inextinguible et une grande appétence pour l'eau froide. Leur voix devient enrouée et presque aphone. Il existe parfois quelques bourdonnements d'oreilles, des éblouissements, un peu de céphalalgie; du reste, les sens offrent peu d'altération et l'intégrité des facultés intellectuelles se conserve jusqu'à la perte de connaissance qui précède de quelques heures le terme fatal.

Un des symptômes les plus caractéristiques du choléra, c'est la face *hippocratique.* Tous les traits sont amoindris, les joues creusées, l'œil enfoncé dans l'orbite, le nez effilé, en un mot, suivant l'expression de M. Bouillaud, on a sous les yeux un cadavre vivant.

En résumé, les vomissements et les selles blanchâtres, la suppression du pouls et de la sécrétion urinaire, le refroidissement du corps, la cyanose de la peau, les crampes et l'altération des traits sont des symptômes pathognomoniques du choléra. Cependant, on a vu parfois, surtout au début des épidémies, quelques malades enlevés en peu d'heures et comme foudroyés sans présenter la réunion de ces symptômes et même avant leur manifestation. La durée moyenne des cas mortels a été de soixante et une heures. Lorsque les accidents s'amendent après le quatrième ou le cinquième jour, on peut espérer une terminaison heureuse. Les phénomènes favorables sont le retour progressif de la chaleur et du pouls, une moiteur douce, la diminution ou la cessation des crampes et des évacuations, l'apparition de la bile dans les selles. On voit alors la face perdre sa teinte cyanosée, les sécrétions reprendre leur cours, la soif s'apaiser et les malades goûter un sommeil réparateur. Cependant à cette période, quelques accidents sont encore à redouter ; à la suite des réactions trop fortes, il est survenu parfois des fièvres typhoïdes, des phlegmasies cérébrales et pulmonaires ou même un retour des symptômes cholériques, auxquels du reste un traitement intempestif n'était pas toujours étranger.

Le pronostic varie en raison de l'intensité des symptômes ; mais aucune épidémie peut-être ne présente une mortalité plus considérable ; ainsi que nous l'avons dit plus haut, elle compte 50 pour 100, c'est-à-dire la moitié des malades, et frappe plus fortement la première enfance, les infirmes et les gens âgés. Le pronostic individuel doit varier suivant les différentes périodes de l'épidémie : au début, presque tous les malades succombent; ils meurent encore en assez grand nombre dans la période d'augmentation; à l'état stationnaire, les succès et les revers se balancent. Lorsqu'il y a décroissement, quel que soit le traitement employé, la plupart des malades échappent; la nature fait alors une partie des frais de la guérison. Les convalescences sont ordinairement suivies d'une faiblesse qui se prolonge pendant plusieurs mois. Elles laissent parfois à leur suite des douleurs intestinales, au rectum surtout, compliquées d'abondantes évacuations bilieuses.

Qu'est-ce que le choléra? Quelles sont les lésions anatomiques qui le constituent? Tous les médecins sont d'accord sur la symptomatologie, l'observation la fournit; mais elle reste muette sur la nature et le siége de cette affection. Aussi les médecins, accoutumés à juger toute maladie d'après une lésion cadavérique spéciale, ne trouvant pas sous le scalpel de signe caractéristique du choléra, en ont-ils admis d'accessoires et d'imaginaires. Le docteur Gordon, qui succomba lui-même à cette maladie, dit avoir trouvé les vaisseaux et les membranes du cerveau injectés. Le docteur Marcus a fait la même observation en Russie et signale en outre une injection de la substance cérébrale, de la pie-mère rachidienne, le ramollissement de la moelle, ainsi que des taches foncées à l'intérieur du cœur. Suivant le docteur Scott, de Madras, les lésions du cerveau seraient secondaires, et le véritable siége de la maladie résiderait dans la muqueuse intestinale. On doit s'attendre à rencontrer dans le tube digestif un liquide semblable à celui des évacuations; MM. Serres et Bouillaud ont aussi trouvé, quarante-cinq fois sur cent, dans la membrane qui le tapisse, une éruption confluente ou discrète de granulations pareilles aux boutons charnus d'un vésicatoire récent. On ne peut douter que ces granulations ne soient dues au développement des glandules lymphatiques, provoqué par l'afflux incessant du liquide séreux. Dépouillé de sa partie liquide, un sang noir et épais remplit les cavités du cœur, ainsi que les principaux troncs artériels et veineux.

Aucune des lésions signalées par les divers observateurs n'est constante et propre au choléra seul ; aussi, la plupart, considérant la maladie comme un empoisonnement miasmatique, conviennent-ils qu'elles ne sauraient donner des notions certaines sur la nature et le siége de cette affection. Les plus judicieux la considèrent comme une altération profonde de l'innervation qui frappe tous les systèmes et anéantit les fonctions vitales. L'opinion de Delpech qui attribuait le choléra à une inflammation des ganglions semi-lunaires est dénuée de preuves ; toutefois, le désordre des fonctions nutritives dénote une altération considérable du système nerveux ganglionnaire plutôt que de l'appareil cérébro-spinal.

Quelques phénomènes spéciaux méritent d'être remarqués. Nous avons dit que dans le choléra, l'un des plus importants symptômes est le refroidissement du corps; eh bien, une chaleur insolite se conserve néanmoins dans le cadavre et la putréfaction s'en empare lentement. Bien plus : on a vu s'opérer des mouvements d'une certaine étendue et des contractions musculaires quand on frappait les membres ou qu'on piquait la peau avec une épingle.

Traitement du Choléra.

« En moins de vingt-cinq ans, écrivions-nous le 9 octobre dans les colonnes de l'*Union médicale*, la population de Paris ainsi que la plupart des capitales d'Europe ont été trois fois visitées par le choléra asiatique. Aux moindres menaces d'une attaque nouvelle, et quoique aucune crainte raisonnable ne puisse faire prévoir une invasion redoutable, nous considérons comme un devoir pour les praticiens, qui ont traversé ces jours d'épreuves, ne fût-ce que pour répondre aux appels réitérés des correspondants de l'*Union*, de faire connaître les succès et les mécomptes qui ont suivi l'emploi des diverses méthodes thérapeutiques. En pareille circonstance il n'est pas moins utile de savoir ce qu'on doit éviter que de connaître ce qu'il faut faire. »

Il s'est rencontré des médecins qui n'ont pas craint de considérer l'empoisonnement cholérique comme une inflammation, comme une gastro-entérite, et de préconiser la saignée dans une maladie caractérisée par l'extinction imminente des fonctions vitales : « La noter en tête de tous les autres moyens et la discuter en première ligne est un devoir, » dit Double lui-même, rapporteur d'une commission nommée par l'Académie de médecine. Quoique Milwood assure que sur 88 malades saignés à temps, 2 seulement succombèrent, il ne convaincra personne qu'il ait eu affaire à de véritables cholériques. Dans tous les pays, les praticiens éclairés ont reconnu que la saignée est presque toujours mortelle. Nous avons le regret d'ajouter, que les résultats annoncés au sujet des cholériques traités au Val-de-Grâce manquaient d'exactitude. La saignée a coûté la vie à des milliers de malades; elle fut fatale à Casimir Périer, au général Lamarque et à bien d'autres. Entraîné par l'évidence, l'éclectique Double convient que les individus saignés, même au début, n'en sont devenus que plus accessibles à l'influence épidémique, et que, sans la saignée peut-être, ils n'auraient pas été malades du tout. Quoique moins funestes, les sangsues doivent également être proscrites.

Nous ne saurions conseiller davantage les éméto-cathartiques préconises par de Larroque ; absorbés, on doit craindre que ces agents ne dépriment les forces et ne rendent plus intenses et incoercibles les vomissements et les selles ; en 1832, le sulfate de soude fut conseillé par un médecin de l'Hôtel-Dieu ; nous en abandonnâmes l'emploi après un premier essai dont l'effet avait été désastreux. Les purgatifs prescrits d'une manière intempestive ont été funestes à plusieurs personnes pendant l'épidémie actuelle. On nous assure cependant que, dans les colonies françaises, le sulfate de soude ou de magnésie se montra constamment efficace au début des traitements du choléra. Certains vomitifs n'ont plus les mêmes inconvénients, et si l'on suppose que l'absorption s'opère dans des conditions à peu près normales, on peut faire prendre 1 ou 2 grammes d'ipécacuanha, ou bien 5 centigrammes de sulfate de cuivre ; véritables agens de substitution, ces médicaments modifient quelquefois les vomissements, et excitent d'une manière favorable le système nerveux, le pneumo-gastrique en particulier. Dans une maladie aussi périlleuse, il faut craindre tout remède aventureux ou insuffisant, et nous regardons comme tels : la strychnine, l'acupuncture, l'électricité, l'hydrothérapie et même le sulfate de quinine.

Les médecins, jaloux des progrès de leur art, doivent

toujours s'efforcer de découvrir le spécifique à opposer aux maladies les plus redoutables. Pour le choléra, Annesley et Corbin crurent l'avoir rencontré dans le calomel, qu'ils administraient à la dose de 4 à 6 grammes par jour, et dont ils continuaient l'usage jusqu'à la disparition des selles blanchâtres et le retour de la bile dans les évacuations. C'est la première fois qu'on vit un chef de gouvernement, ainsi que le fit le marquis de Hastings pour ce médicament, prescrire l'emploi d'un remède en le mettant à l'ordre du jour de l'armée. Nous avons consulté les statistiques des médecins anglais et nous déclarons avec regret qu'ils ne sauvaient pas un plus grand nombre de malades par cette méthode que par toute autre. L'opium uni au calomel, et, mieux encore, aux spiritueux, également employé par la médecine anglaise, agit avec une tout autre efficacité. Pendant l'épidémie de Munich, le professeur Pfeufer employa aussi le calomel dont il faisait prendre 3 grammes en trois heures ; il prescrivait en même temps des compresses froides sur l'abdomen et de petits morceaux de glace à l'intérieur. Quelquefois, en l'absence du pouls, il donnait du vin, du musc, et 20 centigrammes de camphre de demi-heure en demi-heure. Ainsi que nous l'avons vu, en Bavière comme en Autriche et en Prusse, le nombre des revers égala et parfois surpassa celui des guérisons ; cependant, le docteur Ottinger dit avoir traité 27 cholériques par le valérianate d'ammoniaque, et n'en avoir perdu que 9.

Voici le traitement que, d'après notre expérience et celle d'un grand nombre de praticiens, nous conseillons dans les violentes attaques de choléra. Un des points essentiels, c'est de combattre le refroidissement et de rétablir la température vitale. Les bains chauds, prescrits presque comme remède unique par Hippocrate dans le choléra sporadique, n'ont pas bien réussi ; on emploie avec plus de succès des bains généraux d'un quart d'heure de durée, dans lesquels on délaye depuis 500 grammes jusqu'à 2 kilogrammes de farine de moutarde. Néanmoins, dans la crainte des refroidissements consécutifs, il est préférable encore de pratiquer des frictions sur les membres avec une flanelle, soit sèche, soit humectée avec un liniment contenant une partie d'ammoniaque et quatre parties d'alcool de térébenthine. Dans l'intervalle des frictions, on entoure les membres de cruchons d'eau bouillante, de sachets de sable chaud ou de plantes aromatiques. Les sinapismes agissent très-favorablement et doivent être promenés, non-seulement sur les membres, mais encore sur la colonne vertébrale, sur la région du cœur et de l'estomac ; ils contribuent à rétablir la chaleur et la vitalité de la peau et à calmer les crampes aussi bien que les vomissements. C'est sur la peau que peut s'exercer véritablement une dérivation de l'irritation sécrétoire de l'intestin, vers lequel s'épanchent la sérosité du sang et les matières liquides de toutes les sécrétions. Si les frictions et les sinapismes, aidés des médicaments intérieurs dont nous allons parler, ne suffisent pas pour rétablir la température normale, il faut, pour les cas désespérés, recourir au moyen employé par Petit, médecin de l'Hôtel-Dieu, notre ancien maître : on applique le long de la colonne vertébrale une flanelle, en quatre doubles, imbibée de 30 ou 40 gouttes d'essence de térébenthine, sur laquelle on promène un fer à repasser suffisamment chaud, l'effet est immanquable ; on doit même craindre et éviter une chaleur trop forte.

Les cholériques sont tourmentés par une soif ardente

et des vomissements répétés. Annesley préconisait, comme boisson spéciale, la limonade tartrique froide ; elle peut être utile à petites doses, mais fréquemment répétées. On peut considérer comme une médication analogue la limonade nitrique ainsi que la limonade sulfurique dont M. Worms, médecin en chef de l'hôpital du Gros-Caillou, forme la base de son traitement. Les médecins modernes ont reconnu l'efficacité du froid, déjà recommandé par Celse, Galien et Fréd. Hoffmann, pour le choléra indigène. Nous avons employé avec un grand succès, ainsi que plusieurs de nos confrères, une cuillerée à café de glace pilée, avec addition de deux gouttes d'alcool ou d'éther camphré, administrée toutes les cinq minutes, jusqu'à la cessation des accidents. On a quelquefois donné, mais avec moins d'avantage, la potion de Rivière à doses rapprochées.

Les moyens précédents, la glace pilée, seule ou unie à l'esprit de camphre, tout en diminuant et même en faisant cesser les vomissements, ne remédient pas toujours à des accidents plus graves encore : le refroidissement et la cyanose. Malheureusement, des expériences physiologiques ont prouvé que, à la période asphyxique du choléra, l'absorption, phénomène essentiellement conservateur, était nulle ou à peu près nulle, tandis qu'une exhalation désordonnée, symptôme de décomposition, épuisait les malades. Dans ces circonstances, il faut recourir exclusivement aux *stimulants diffusibles* sous toutes les formes, et qu'on peut varier selon quelques indications individuelles. On prescrit les boissons chaudes, les infusions de camomille, de mélisse, de sauge, de menthe poivrée, de serpentaire de Virginie, avec ou sans alcooliques, dont on secondera l'effet en donnant la potion suivante, par cuillerée à bouche, de demi-heure en demi-heure ou de quart d'heure en quart d'heure, suivant l'imminence des accidents :

Eau distillée de mélisse.	40	grammes.
Eau de menthe poivrée	40	—
Esprit de Mindérérus	10	—
Éther sulfurique.	4	—
Laudanum de Sydenham	20	gouttes.
Sirop d'écorces d'oranges. . , ...	30	grammes.

Dans le siècle dernier, une armée française débarquant sur la côte de Coromandel pour disputer à l'Angleterre la possession de l'Inde, y rencontra un ennemi invisible, le choléra, que le docteur Noël enseigna à combattre avec succès par des doses fractionnées d'alcali volatil, administrées, de deux en deux heures, dans une infusion de mélisse. Nous regardons comme une excellente préparation la potion suivante donnée par cuillerée à bouche de demi-heure en demi-heure :

Eau distillée de mélisse.	100	grammes.
Ammoniaque	2	—
Huile essentielle d'anis ou de menthe. . . .	10	gouttes.
Sirop d'écorces d'oranges.	30	grammes.

On peut prescrire dans les mêmes intentions le carbonate, l'hydrochlorate, ainsi que le valérianate d'ammoniaque, l'élixir de la grande Chartreuse et la teinture de hachisch, recommandée par M. Willemin, en un mot, tous les stimulants diffusibles. On doit cependant se montrer fort réservé dans l'emploi de l'opium et du hachisch ; de trop fortes doses pourraient déterminer des congestions cérébrales qu'on maitriserait difficilement. A Batavia, en Russie, on donna aux mêmes fins, avec un succès constant, dit-on (?), une mixture composée de deux parties d'essence de menthe et une partie de laudanum, dont on faisait prendre deux gouttes de quart d'heure en quart d'heure d'abord, et puis d'heure en heure. Les médecins d'Orenbourg combinèrent avec avantage la liqueur d'Hoffmann avec l'essence de menthe; à Calcutta, le docteur Deville prescrivait au début de fortes doses d'éther. Ces divers moyens peuvent être alternés et modifiés selon la prédominance des symptômes et le goût des malades ; on peut, par exemple, ajouter deux gouttes de laudanum et vingt gouttes d'éther sulfurique à chaque tasse d'infusion aromatique. Le thé est une tisane excellente ; et pour produire une stimulation suffisante, il faut mettre dans chaque tasse, suivant la formule de M. Jules Guyot, une cuillerée à café ou à bouche de rhum ou de bonne eau-de-vie ; cette boisson doit être continuée jusqu'au rétablissement de la chaleur et le retour des pulsations à l'artère radicale.

C'est par le traitement général principalement qu'il faut combattre les évacuations excessives, résultat évident d'un désordre constitutionnel. On prescrit, dans le même but, quatre ou cinq demi-lavements d'amidon ou de camomille par jour, avec addition de 10 gouttes de laudanum ou bien de 2, 3, 4 grammes d'éther. Si la diarrhée persiste, on administre des demi-lavements avec une préparation de ratanhia, 4 grammes de tannin ou 15 grammes de bismuth. Dans l'épidémie de Pologne, le docteur Léo obtint des succès assez nombreux en administrant le nitrate de bismuth à la dose de 15 centigrammes, conjointement avec l'infusion de mélisse et les autres aromatiques ; mais quand on prescrit le bismuth, et principalement dans les évacuations excessives, c'est à la dose de 15 à 30 grammes, d'après la méthode de M. le professeur Monneret, qu'on peut s'en promettre des résultats décisifs.

C'est, évidemment, par la respiration que s'opère l'empoisonnement cholérique ; ce serait, rationnellement, par la même voie que le médecin devrait chercher à le combattre ; malheureusement, les vapeurs et les gaz peuvent seuls être introduits dans les voies aériennes. Nous avons employé avec avantage les inhalations d'éther. M. le docteur Chapelle attribue à un mélange de deux parties d'acétone et une partie d'éther sulfurique, respiré à la manière du chloroforme, la propriété de modifier le système nerveux central, de faire cesser l'agitation pathologique, de diminuer la soif et les vomissements sans ralentir la circulation. Un grand nombre de malades ont pu, sans inconvénient, faire par jour jusqu'à vingt-cinq aspirations médicamenteuses, avec la seule précaution de les suspendre quand il survenait du calme ou un commencement de somnolence.

Est-on parvenu à ranimer l'innervation, à rétablir la chaleur et les battements artériels, en un mot, a-t-on à traiter la période de réaction, on doit immédiatement diminuer ou même cesser entièrement la méthode stimulante, les alcooliques et l'opium. Dans cette période, il survient parfois un état fébrile avec chaleur à la peau, bouche sèche, langue chargée, insomnie et même avec stupeur et délire. On doit subordonner le traitement à l'état des symptômes : de légers sinapismes aux jambes, des compresses d'eau vinaigrée sur la tête, des bains de son ou de tilleul, la limonade cuite ; parfois, mais rarement, un purgatif avec 15 grammes d'huile de ricin ou l'eau de Pullna, suffisent pour procurer une franche convalescence que tout médecin attentif sait conduire sûrement à une guérison complète. Le régime alimentaire est le même que pour la convalescence de toute autre maladie grave.

Si nous consultons notre expérience et celle d'un grand nombre de praticiens, nous sommes autorisé à déclarer que tout choléra algide, qui n'est point traité, est fatalement mortel, tandis qu'un traitement convenable, employé à temps, avec énergie et persévérance, triomphe souvent des attaques les plus redoutables et sauve beaucoup de malades. Nous le répétons, c'est la méthode stimulante qui compte le plus grand nombre de succès ; *elle doit être exclusivement employée.* Il faut que les jeunes praticiens sachent, qu'on a guéri parfois des malheureux en proie aux paroxysmes les plus violents du choléra, dont le pouls avait disparu, dont les urines étaient supprimées depuis plusieurs jours, en un mot, il ne faut jamais désespérer ; nous avons vu revenir à la vie de véritables cadavres.

Prophylaxie et traitement des prodromes du Choléra.

Si l'expérience prouve que, dans toute épidémie, la mortalité du choléra est très-forte, les conseils des médecins doivent donc tendre soit à prévenir la maladie, soit du moins à empêcher l'explosion des accidents les plus redoutables, c'est-à-dire la période algide ou asphyxique. Au début des épidémies, on a signalé, dans tous les pays où elles ont éclaté, quelques exemples de cas foudroyants et d'attaques terminées en trois ou quatre heures par la mort. Nous n'examinons pas en ce moment si ces cas malheureux sont dus à l'intensité de la cause ou à une prédisposition toute spéciale. Quoi qu'il en soit, après la première ou la seconde semaine, puis dans tout le cours de l'épidémie, l'invasion du choléra est presque constamment précédée de quelques symptômes avant-coureurs, tels que lassitude, chaleur douloureuse à l'épigastre, dyspnée, pouls vif et petit, diarrhée plus ou moins prononcée. Annesley attachait d'autant plus d'importance à ces symptômes, qu'il avait souvent, dit ce judicieux praticien, prévenu la maladie en l'attaquant dans les prodromes. « Je ne puis terminer ces remarques, dit notre regretté confrère Récamier (*Recherches sur le Traitement du choléra*, p. 55), sans rappeler que toux ceux qui, à ma connaissance, ont été foudroyés par l'explosion cholérique, avaient eu quelques-uns des symptômes indiqués dans les préludes. »

De tous les médecins, avant même Récamier, M. Jules Guérin est celui qui a le plus sérieusement appelé l'attention sur le trouble des voies digestives, précurseur pour ainsi dire constant du choléra grave, et qui a signalé l'importance de ce symptôme. Ses premières observations remontent au 3 et au 12 avril 1832. M. Guérin croit pouvoir affirmer que, partout en Europe, la plupart des sujets qui ont été frappés du choléra étaient, depuis plusieurs jours ou même depuis plusieurs semaines, sous l'influence d'un dérangement intestinal ou, en d'autres termes, que les diarrhées avaient même précédé l'invasion de l'épidémie. Si cette dernière proposition a besoin d'être confirmée par de nouveaux faits, il n'en reste pas moins cette observation importante et inattaquable que, dans le cours d'une épidémie déclarée, il existe des préludes de toute attaque sérieuse. Cette période, si justement appelée *cholérine*, dure ordinairement de deux à huit jours et consiste dans une diarrhée légère avec un sentiment de malaise général, tendance aux sueurs froides et aux lipothymies. A un degré plus avancé, viennent se joindre parfois la perte des forces et de l'appétit, une bouche pâteuse, des borborygmes, des anxiétés précordiales, l'insomnie, la petitesse du pouls, un commencement d'altération des traits ; enfin, les déjections plus ou moins abondantes présentent fréquemment alors quelques mucosités blanchâtres ; sont-elles pareilles à une décoction de riz avec quelques flocons albumineux? la cholérine est devenue le premier degré du choléra; elle peut, à chaque instant, en acquérir l'effrayante intensité et passer à la période algide.

De toutes les observations scientifiques recueillies dans les diverses épidémies, la connaissance de cet état prodromique est jusqu'ici la plus importante, la plus certaine et la plus utile. En effet, si la cholérine précède dix-neuf fois sur vingt le choléra confirmé, dès lors le médecin peut obtenir, pour ainsi dire constamment, la guérison et prévenir l'invasion d'accidents irrémédiables.

Ainsi que nous l'avons constaté avec tous les praticiens, dans les quatre épidémies de Paris, les attaques de choléra ont été, presque sans exception, précédées d'une diarrhée plus ou moins prolongée, plus ou moins intense. Les chiffres fournis par M. Blondel, inspecteur général de l'Assistance publique, sur les malades admis dans les hôpitaux, confirment cette observation et ne laissent matière à aucune incertitude : sur 4,740 cholériques venus du dehors, 4,359 avaient eu la diarrhée avant de se présenter à l'hôpital. Parmi les 381 restants, un très-petit nombre répondirent négativement; la question ne fut point éclaircie pour les autres. La cholérine existait depuis un jour seulement chez 2,491 sujets; depuis trois jusqu'à neuf jours chez 1,635; 233 l'avaient depuis dix jours au moins. Les mêmes remarques ont été faites dans toute l'Europe. Partout un grand nombre de dérangements intestinaux ont précédé l'invasion de l'épidémie et régné toujours pendant qu'elle sévissait. A Glascow, la cholérine n'épargna presque personne ; à Coatbridge, sur 4,000 habitants, 600 à peine y échappèrent.

De tous les traitements employés pour combattre le choléra, le principal consiste donc à l'empêcher d'éclater, en guérissant la diarrhée prémonitoire; on l'attaque avec plus ou moins de vigueur, suivant l'intensité des symptômes. Si faible qu'elle se déclare, il faut garder la chambre, au besoin même le lit, se couvrir de vêtements chauds, faire usage d'une tisane de camomille, de mélisse, de sauge ou de thé noir ; prendre, chaque jour, deux demi-lavements d'amidon ou de camomille avec dix gouttes de laudanum de Sydenham ; diminuer de moitié sa nourriture ou se contenter même de deux potages ; une cuillerée à café de rhum, quelques gouttes d'alcool camphré, d'éther ou d'essence de menthe dans l'une des infusions aromatiques préférées, peuvent également être utiles. Dans le moment actuel, nous avons pescrit, avec avantage, à quelques personnes atteintes de troubles intestinaux, une tisane de camomille avec deux gouttes de laudanum pour chaque tasse ; au besoin, 8 ou 10 grammes de bismuth en trois doses complètent le traitement. Si la cholérine résistait à cette médication, ce qui est extrêmement rare, et si le malade présentait des symptômes d'embarras gastrique, un vomitif avec 1 gramme de poudre d'ipéca aurait un succès certain. Nous le déclarons, avec la plupart des praticiens, nous avons guéri, sans exception, tous les cas de cholérine traités par cette méthode. Sur un nombre de 43,737 observations de diarrhée prémonitoire, recensés par une commission de Londres, cinquante-deux fois seulement le choléra se développa malgré le traitement préservatif. C'est donc à l'ignorance des masses, c'est à l'imprévoyance des populations qu'il faut attribuer la terrible mortalité du choléra. Pour la faire disparaître complétement, il suffirait, en observant d'ailleurs les préceptes les plus ordinaires de l'hygiène, de traiter la cholérine par des moyens simples, faciles et d'une efficacité certaine.

Dans une contrée ou dans une ville soumise à l'influence cholérique, personne n'est absolument à l'abri des atteintes de l'épidémie. Quoique, pour l'ordinaire, elle soit plus meurtrière parmi la population nécessiteuse, néanmoins, il n'y a de préservation absolue pour aucune classe. En 1819, elle enleva le nabab de Carnatic; en 1822, le prince royal de Perse; en 1827, sir Thomas Munro, gouverneur de Madras; en 1830, le gouverneur d'Astrakan; en 1831, le grand duc Constantin; en 1832, Casimir Périer et Lamarque; en 1849, le maréchal Bugeaud; en 1854, la mère du roi de Bavière; en 1855 enfin, le brave amiral Bruat. Cependant, le choléra est loin d'atteindre dans les mêmes proportions tous les quartiers de la même ville et toutes les classes de la population. M. Blondel, à qui l'on doit des rapports très-remarquables sur les épidémies de 1849 et de 1854, rechercha avec soin quelles avaient été, pour Paris, les rues et les maisons les plus maltraitées. Il résulte de ce travail et de cette comparaison que, si l'épidémie a manifesté une simultanéité d'action sur la ville entière par sa subite irruption, son développement général et sa décroissance, cependant les quartiers riches ont fourni manifestement un moins grand nombre de décès; les plus frappés ont été ceux qui présentaient, par la nature des habitations et le genre de vie de la population, les conditions les moins favorables à la santé, telles que l'encombrement, l'exiguïté des logements, l'insuffisance de l'aération, le défaut d'aisance.

Les mêmes remarques sont applicables aux trois épidémies. On peut suivre la marche de l'influence actuelle dans les parties éloignées du 17e et du 18e arrondissement, et l'on se convaincra qu'elle se fait sentir principalement dans les rues et les quartiers que M. le préfet de la Seine n'a pu encore transformer. Tous, cependant, ont plus ou moins participé à la destruction des cloaques, à l'aération générale et à l'ouverture des grandes voies de communication. Aussi, que l'on compare le petit nombre des victimes aux deux millions de population que renferme Paris! A peine a-t-elle pris naissance, que la petite épidémie est stationnaire ou décroissante, et nous pensons qu'elle ne tardera pas à s'éteindre; cette marche prouvera une fois de plus les avantages de la transformation de la vieille cité, non-seulement sous le rapport de l'art et du goût, mais surtout au point de vue de l'hygiène publique; Paris peut se dire la capitale la plus salubre d'Europe.

On ne peut se dissimuler, cependant, que certaines causes d'insalubrité nous échappent; il serait imprudent de dresser une échelle de léthalité d'après la grandeur des rues et le luxe des maisons. Ainsi, à Paris, en 1849, les quartiers Saint-Antoine, Popincourt et Saint-Louis qu'habite une population ouvrière et manufacturière, mais endurcie au travail, présentèrent moins de malades que les quartiers riches de la capitale. Le croirait-on? aucun des employés de la voirie de Montfaucon ne fut atteint. Quelques villes réputées peu salubres ont payé un faible tribut à l'épidémie, tandis que le choléra, ayant éclaté à

Madère, dans le mois d'août 1856, enleva le septième de la population, c'est-à-dire 2,000 individus sur 15,000. Dans la dernière épidémie qui a fait, les uns disent 40,000, les autres, mieux informés, 50,000 victimes à Constantinople et ses alentours, ce sont les quartiers les plus sales et les plus pauvres qui ont souffert la plus grande mortalité ; cependant il faut ajouter encore au chapitre des faits exceptionnels et inexpliqués qu'à Thérapia, l'oasis diplomatique des rives du Bosphore, elle a enlevé le cinquième de la population.

La prophylaxie du choléra ne diffère en rien de celle qui convient dans toute autre grave épidémie ; elle consiste principalement dans l'observation rigoureuse des préceptes de l'hygiène publique et privée. On doit, dans la mesure du possible, éviter l'encombrement, fuir l'humidité, assainir les habitations par le renouvellement de l'air ; dans aucune autre épidémie, les soins de propreté ne sont aussi nécessaires. Si l'on suppose qu'elles soient peu salubres, on répand dans les endroits d'où s'exhale quelque odeur malsaine, soit du chlorure de chaux délité en poudre fine, soit du chlorure de soude (eau de Labarraque). L'un des meilleurs désinfectants consiste dans une solution de créosote, à la dose de 1 ou 2 grammes pour 500 grammes d'eau ; dans les mêmes proportions, l'acide phénique et le phénate de soude jouissent d'une efficacité non moins certaine. Il est très-essentiel de neutraliser immédiatement les déjections des cholériques et les linges tachés, à l'aide des mêmes désinfectants, et de ne négliger aucun soin de propreté et d'aération dans la chambre des malades.

Pendant le règne et même aux approches d'une épidémie, on conseille généralement aux valétudinaires de s'abstenir de crudités, de substances indigestes, de l'abus des fruits qui provoquent habituellement la diarrhée. On proscrira sévèrement les excès alcooliques; les ivrognes sont ordinairement les premières victimes. On doit user d'une nourriture simple et fortifiante, éviter tout excès, toute cause d'affaiblissement, les refroidissements nocturnes; il ne faut pas sortir complétement à jeun. Nous conseillons aux personnes exposées aux grandes vicissitudes atmosphériques, aux veilles de nuit et aux sorties matinales, de prendre une tasse de thé ou de café, de menthe ou de camomille, avec une ou deux cuillerées à bouche de rhum ou d'eau-de-vie. Nous connaissons à Marseille une administration composée de 1,900 employés, dont la plupart sont exposés à de continuelles gardes de nuit, soumis au régime et aux précautions que nous indiquons, par un directeur général (M. Barbier) qui réunit une intelligence pratique à une grande fermeté; ils n'ont eu qu'un seul décès à déplorer pendant tout le cours de l'épidémie. On doit enfin, et cette recommandation est facile à suivre en France, combattre, autant qu'il est en soi, les passions tristes et débilitantes, et ne donner accès dans son âme à aucune crainte pusillanime.

Des causes du Choléra.

Quelles sont les causes du choléra? Un refroidissement brusque en été, l'usage de viandes faisandées ou indigestes, de poisson mariné, de fruits verts, tels que ananas, concombres, melons, prunes etc.; l'ingestion d'une grande quantité d'eau glacée, de mauvais cidre, de moût de vin, les excès de tout genre peuvent prédisposer au choléra épidémique, mais ne sauraient l'engendrer. C'est dans l'Inde britannique, au milieu du delta marécageux du Gange, que le fléau prit naissance; ceux qui le font provenir des exhalaisons fétides qui se dégagent aux bouches de ce fleuve par suite de la multitude des cadavres putréfiés, oublient que c'est à 600 lieues environ au Nord de ce point qu'il fit sa première explosion, et à 1,200 lieues la seconde. Ce fut seulement après, qu'il apparut à Calcutta. On éprouve des difficultés presque insurmontables à suivre la marche de l'infection au travers de contrées immenses et de populations livrées à l'abrutissement. Toutefois, on ne l'a jamais vu se produire avec ses caractères épidémiques, en dehors de l'Hindoustan.

Les médecins doivent faire justice des causes imaginaires et fantastiques auxquelles certains esprits superstitieux attribuent le choléra. Double lui-même n'a pas craint de dire qu'en éclatant à Java en 1821, l'épidémie se montra évidemment en rapport avec des éruptions volcaniques. Heureusement, il se hâte d'ajouter : « Par contre, il est arrivé plusieurs fois que la maladie s'est arrêtée subitement dans sa marche à la suite d'explosions de même neture. » Établir une connexité entre des phénomènes qui n'ont entre eux aucun rapport, c'est égarer l'esprit et le disposer aux plus ridicules et aux plus superstitieuses croyances.

Nous avons réfuté ailleurs (*Traité de météorologie,* t. Ier, p. 260), l'opinion des savants qui attribuent les épidémies cholériques à la diminution, à la perturbation, à la non-équilibration de l'électricité atmosphérique et du magnétisme terrestre. Il est démontré, à la vérité, que l'intensité électrique de l'air atteint son *maximum* dans les trois premiers et les trois derniers mois de l'année, où, pour l'ordinaire, le choléra disparaît ou du moins s'atténue, et son *minimum* d'avril à septembre, intervalle pendant lequel l'épidémie exerce ordinairement ses plus grands ravages. Néanmoins, ces phénomènes d'électricité étant constants et se reproduisant chaque année dans le même ordre, ils ne peuvent pas être la cause d'une maladie qui survient subitement et disparaît de même. Peut-être pourrait-on admettre que la diminution de l'intensité électrique de l'air, de même que la chaleur et l'humidité, sont favorables à la propagation du choléra, quoique incapables de le produire.

Quels sont les rapports de l'ozone avec la plupart des épidémies, avec le choléra en particulier? M. Schœnbein, à qui l'on doit la découverte de ce principe, attribue les épidémies de grippe à une trop forte proportion de cet agent dans l'air, et les affections gastriques à l'insuffisante quantité de l'ozone. M. le docteur Bœckel a observé que depuis le 10 juillet 1854, époque de l'apparition du choléra à Strasbourg, jusqu'au 4 septembre, l'ozonoscope marqua ordinairement zéro, à l'exception d'un jour où, à la suite de deux orages, il s'éleva au n° 7 de l'échelle chromatique. A dater du 4 septembre, le choléra diminua, l'ozone reparut, et l'hozonoscope se colora chaque jour davantage, en même temps que les affections bronchiques se multipliaient. Il résulte également des observations de M. Noble que l'influence cholérique s'étant fait sentir à Metz et dans ses environs, depuis le 27 août jusqu'au 17 décembre 1855, pendant ces trois mois, il n'a pu constater que onze fois la présence de l'ozone. Dans une lettre adressée à l'Académie des sciences (16 avril 1855), M. Wolf, directeur de l'Observatoire de Berne, rapporte qu'à Aarau, en Suisse, du 13 août au 14 octobre 1845, en groupant les jours où il n'y avait eu aucun cas de mort, ceux où l'on en avait compté un ou deux, et enfin ceux où il était survenu trois décès et au delà, il trouva que la moyenne correspondante des réactions de l'ozone, à Berne, était :

Pour les jours de la 1re classe	....	6.48
— 2e —	....	5.48
— 3e —	....	4.85

M. Wolf conclut de ces observations, que le choléra est pour le moins très-favorisé dans son développement par la diminution de l'ozone. Telle est aussi l'opinion du docteur Turchetti, qui propose même ce principe comme curatif et préservatif de l'infection cholérique. Toutefois, le petit nombre des faits recueillis jusqu'ici sont loin d'être concluants : par exemple, l'absence de l'ozone pendant que le choléra régnait à Metz ou ailleurs, ne prouve nullement que l'épidémie se soit manifestée par suite de la disparition de ce principe (1). Les observations auraient besoin d'être multipliées avant d'être acceptées, à titre même d'induction ou de probabilité. D'ailleurs, l'absence de l'ozone, comme celle de l'électricité, pourrait peut-être aggraver une épidémie cholérique, mais non l'engendrer. Et d'ailleurs, combien ne pourrait-on pas citer d'exemples contraires à cette hypothèse ? Un savant allemand, M. Joanne, a cru pouvoir tirer de ses observations une conclusion tout opposée. Le choléra serait dû, suivant lui, à une trop forte proportion d'ozone dans l'air ; aussi ne trouve-t-il rien de plus efficace à opposer au fléau asiatique que d'y répandre, par tous les moyens possibles, des vapeurs d'iode qui décomposent à l'instant le poison miasmatique. On lit,

(1) Annales de la Société météorologique de France, 1856, p. 82.

il est vrai, dans une communication de M. le docteur Bérigny à la Société météorologique de France (1), que les papiers soumis aux influences miasmatiques se colorent d'autant moins que l'air en est plus chargé. Mais d'un autre côté, examinons les résultats vraiment pratiques auxquels neuf années de recherches ont conduit ce savant. La coloration des papiers ozonométriques diminue à mesure que la température s'élève; elle augmente par l'effet de l'humidité, par les temps d'orage et par suite d'un ciel couvert; on sait qu'elle est plus forte dans les lieux élevés que dans les plaines. Finalement, les conclusions de M. Bérigny conduisent à ce résultat imprévu: Les papiers se colorent davantage en été qu'en hiver; le mois de mai représente le degré le plus élevé de l'échelle ozonométrique, novembre le plus bas; les mois où l'ozone prédomine sont : mai, mars, avril, juin, août, juillet, c'est-à-dire ceux où le choléra exerce les plus grands ravages. Enfin, les nuits donnent plus d'ozone que les jours; or, ainsi que nous l'avons fait observer, c'est dans l'été et pendant les nuits qu'éclatent le plus grand nombre des attaques.

Tandis que le choléra ravageait le bassin du Rhône, il a longtemps épargné Lyon, qui ne donne à l'intérieur de la ville aucune réaction d'ozone, et quand il s'y est déclaré, il n'y a déterminé qu'un très-petit nombre de décès. On doit faire observer encore que, si les lieux élevés où l'ozone manifeste avec tant d'intensité sa présence, sont moins souvent atteints par les épidémies cholériques, ils sont loin néanmoins d'en être complétement exempts. En un mot, il est impossible d'attribuer le fléau asiatique et sa propagation même, à l'absence, non plus qu'à l'excès de

(1) Bulletin des Séances, 14 février 1815.

l'ozone, et l'on ne saurait considérer ce principe comme un préservatif ni comme un moyen curatif du choléra.

Un certain nombre d'observateurs, Fourcault en particulier, reconnaissant que la diminution de l'électricité libre de l'atmosphère ou de l'intensité magnétique était insuffisante pour expliquer la génération du choléra, en cherchèrent les causes dans l'état géologique du sol : « J'ai pensé, dit Fourcault, que les milieux géologiques exercent la plus grande puissance sur la végétation, sur les formes, l'activité, la force des races animales ainsi que de l'espèce humaine ; ils doivent conserver la même puissance sur la production de leurs maladies. Les terrains d'alluvion et de transport offrent les conditions les plus favorables au développement des grands fléaux épidémiques et endémiques, surtout lorsque l'humidité imbibe le sol, que l'eau salée de la mer vient se mêler à l'eau douce des fleuves. » A l'appui de cette opinion, le docteur Fourcault ajoute que l'épidémie suit les vallées et le littoral, qu'elle diminue d'intensité et de fréquence, sauf de rares exceptions, en raison directe de l'élévation du sol. Il prétend enfin que le choléra ne peut se développer sur les terrains primitifs et secondaires. La craie est au nombre des couches qui s'opposent au libre développement de l'épidémie. « La plupart des villes de Champagne, dit Fourcault, n'ont été atteintes que tardivement ; elle s'est arrêtée au pied du Jura, des Cévennes et de l'Himalaya. »

Quelques-unes des assertions de Fourcault manquent d'exactitude ; il n'est nullement avéré qu'on n'ait jamais vu le choléra à la source des fleuves ; il n'a point exercé des ravages exceptionnels dans le delta du Nil ni dans celui du Mississipi. Ainsi que nous l'avons déjà exposé, l'épidémie a sévi sur les hauteurs du Népaul, de Cotmandou, de l'Himalaya et du Caucase. Les vallées des fleuves, les rivages maritimes étant plus peuplés, et en communication continuelle avec l'Inde et les contrées lointaines, doivent recevoir plus facilement toute épidémie qui se communique, soit par les vents, soit par les voyageurs et les commerçants. Si, en Europe, les plaines et les grandes villes ont particulièrement souffert, le choléra n'a pas néanmoins épargné les bourgs et les montagnes. Au mois d'octobre 1854, Carcassonne et Narbonne se trouvaient en pleine épidémie, mais le point du département où elle sévissait encore avec le plus d'intensité, était précisément celui que l'on croyait devoir en être préservé à cause de sa situation climatérique éminemment salubre; nous voulons parler de la région pyrénéenne. Le fléau gagnait en malignité à mesure qu'il pénétrait au cœur de ces montagnes, et surtout quand il gravissait les plateaux élevés. Témoins de tant de désastres, ces malheureuses populations étaient saisies d'une terreur indicible qui livrait sans défense les victimes à la mort. Dans la séance du 6 décembre 1854, M. Élie de Beaumont lut à l'Académie des sciences une lettre de Dausse, ingénieur des ponts et chaussées, et depuis, membre lui-même de l'Institut. « Nous avons eu le choléra à Grenoble, dit ce savant, mais faiblement. Pendant sa durée de plus de deux mois, je n'ai pas vu une hirondelle. Elles avaient émigré à l'approche du fléau, et ont reparu quand il a cessé. A la Mure, localité extrêmement saine, où l'air est très-vif et très-pur, le choléra a été terrible et a fait 280 victimes. Il a été très-fort aussi à Mens, au Bourg-d'Oisans, surtout au Rivier-d'Allemont, tout à fait dans les Alpes et sur les Alpes. » En 1836, M. Élie de Beaumont, parcourant le Tyrol, vit le choléra régner avec une extrême intensité dans les parties supérieures de la vallée de l'Adige, plus élevées encore que le Bourg-d'Oisans et le Rivier-d'Allemont, mais qui, se trouvant dominées par les montagnes et parfois renfermées dans des gorges étroites, sont par suite très-humides.

En France, six départements du centre se touchant sans intervalle, la Creuse, la Haute-Vienne, la Corrèze, le Cantal, le Lot et la Lozère, un septième, le Gers, séparé seulement des autres par Tarn-et-Garonne, ont été complétement préservés du choléra. Il ne s'en est déclaré qu'un très-petit nombre de cas dans l'Ain, l'Allier, la Dordogne, les Landes, la Loire, les Hautes et les Basses-Pyrénées, la Sarthe, Tarn-et-Garonne, la Vienne. On serait tenté de chercher aussitôt dans le degré d'humidité, l'élévation des lieux, la direction des montagnes, les qualités du terrain, etc., les causes de cette immunité. Mais comment un observateur judicieux oserait-il entreprendre cette tâche et s'exposer à être démenti dans quelques années peut-être par une rude expérience? Des 70 départements envahis en 1853-54, 25 avaient été exempts en 1832, un même nombre en 1849. Parmi les départements, épargnés d'abord, figurent les Hautes et les Basses-Alpes, l'Ariége, l'Aube, l'Aveyron, la Corse, le Doubs, la Drôme, le Jura, le Puy-de-Dôme, les Pyrénées-Orientales, le Haut et le Bas-Rhin, le Tarn, le Var, tandis que la plupart des lieux, frappés en 1832, payèrent un nouveau tribut aux épidémies de 1849 et 1854. A quel mécompte ne se serait donc pas exposé un observateur, en présentant les départements épargnés en 1832 comme étant à l'abri d'une invasion cholérique? Une seule observation nous frappe : les 7 départements, où les trois épidémies n'ont pas pénétré, sont pour la plupart très-peu commerçants, les moins fréquentés peut-être par les voyageurs, et, par conséquent, les moins exposés à l'importation d'un mal contagieux. Cet isolement relatif serait-il la véritable cause de l'immunité qu'ils ont présentée jusqu'ici ? Les environs de Paris ont été également atteints d'une manière capricieuse et inégale. Il y eut un grand nombre de décès à Auteuil, à Gentilly, à Ivry, à Boulogne, à Puteaux, à Saint-Denis ; très-peu à Pierrefite, au Drancy, à Bagnolet, à Chatenay et à Chatillon. Saint-Germain, exempt en 1832, eut 197 morts en 1849, 145 en 1854. A Versailles, on n'en compte que 60 en 1832, 35 en 1849, 26 en 1854. Corbeil, Étampes, Marcoussis, Argenteuil, Meudon, Chatou, Maisons, eurent un grand nombre de cholériques. Il n'y en eut pour ainsi dire pas à Draveil, à Bièvres, à Marnes et à Orsay. Pourquoi ces différences ? On l'ignore complétement.

On le voit, aucune latitude, aucune élévation, aucun continent, aucun terrain ne sont demeurés complétement à l'abri de l'épidémie cholérique. Nous sommes loin toutefois de nier une certaine influence, jusqu'ici mal déterminée, des milieux géologiques et sur la genèse et sur la propagation du choléra asiatique. L'exposition, les qualités et les divers produits du sol ont une action des plus évidentes sur un grand nombre de maladies et en engendrent parfois de très-redoutables. Les médecins anglais attachent la plus grande importance à l'influence des localités ; ils estiment même qu'on pourrait à l'avance prévoir les quartiers, les rues et jusqu'aux maisons qui, dans une épidémie nouvelle, devront être les premiers atteints et pourront devenir autant de foyers d'infection. Ce n'est pas en Angleterre seulement qu'on a fait cette remarque. En 1849 et en 1854, le choléra a reparu dans les mêmes pays, les mêmes villes, les mêmes maisons, et jusque dans les chambres qu'il avait ravagées en 1832. Certains endroits épargnés dans la première épidémie ont, il est vrai, payé le tribut aux dernières ; mais il est peu de lieux, visités par celle de 1832, qui aient échappé en 1849 et en 1854. Ainsi à Leith, le choléra s'est de nouveau montré en 1848 dans les mêmes maisons qu'en 1832. A Pollokshaws, la première victime habitait la chambre et le lit de celle qui fut frappée la première en 1832. A Groningue, deux maisons seulement furent atteintes dans les bas quartiers en 1832, et seules encore elles l'ont été en 1849. Des faits semblables se sont renouvelés en divers pays. M. Blondel, si exact observateur des épidémies de Paris, a constaté que le choléra s'attache en effet, pendant un temps plus ou moins long, à certaines localités, tandis qu'il épargne les points les plus voisins ; mais il ne veut pas admettre que ces faits tiennent exclusivement à des conditions d'exposition, d'hygrométrie ou de salubrité générale, comme paraît le penser le Conseil de santé de Londres. Sur ce point, nous ne saurions être d'accord avec M. Blondel. Il ajoute que « souvent, au contraire, la localisation du fléau semble être un effet du hasard, ou tout au moins le résultat d'un concours de circonstances dont la science n'a pu encore se rendre compte. » Il nous paraît plus philosophique d'avouer qu'on ignore les causes d'un phénomène que de l'attribuer au hasard. Aussi, M. Blondel rentre-t-il dans les voies de l'observation scientifique quand il dit : « En résumé, les atteintes répétées attesteraient une influence endémique, tenant plutôt aux lieux qu'aux personnes, et feraient supposer que le choléra persiste dans une localité, bien moins dans un principe de contagion qu'en raison des facultés de développement que lui offrent le milieu où l'on vit et les dispositions particulières de chacun (1).

L'influence des lieux sur la production et la propagation du choléra nous paraît incontestable. C'est dans l'Inde seulement, et plus particulièrement dans le delta du Gange, que se seront rencontrées les circonstances, probablement multiples, capables de l'engendrer. On sait que les Musulmans et les Hindous négligent les règles les plus vulgaires de l'hygiène en matière d'inhumation. Les fosses sont recouvertes à peine d'une couche mince de terre, qui préserve difficilement les corps de la voracité des chacals et des hyènes. Les cadavres des animaux se putréfient, à ciel ouvert, aux rayons d'un soleil ardent. A cette cause d'insalubrité, il faut ajouter les inondations périodiques du Buhrampooter et du Gange, dont les eaux débordées s'étendent à plus de cent lieues. Le Gange, *le fleuve Dieu*, adoré dans l'Inde comme le Nil en Égypte, répand la désolation ou la fertilité dans tous les pays qu'il arrose. Autrefois, disent les géographes, le régime des eaux de ce fleuve, sagement aménagées, fertilisait toutes les contrées sur son passage, en les rendant salubres. Ce serait depuis un siècle, et par la négligence de l'administration anglaise, que les canaux et les barrages ayant été détruits, l'immense région comprise dans le delta du Gange aurait été convertie en marécages insalubres, abandonnés aujourd'hui aux bêtes féroces et aux reptiles immondes.

De vastes marécages, le foyer sans cesse renouvelé des corps en putréfaction qu'on y trouve, sont les causes attribuées généralement au choléra épidémique. Mais les mêmes conditions d'insalubrité existent dans d'autres contrées et y produisent ici des dyssenteries, là des typhus,

(1) Rapport sur l'épidémie cholérique de 1853-1854, p. 44.

ailleurs des fièvres pernicieuses. L'Inde étant la seule région où s'engendre primitivement l'infection cholérique, il faut donc supposer qu'une cause spéciale inhérente soit au sol, soit à la nature des éléments putrescibles, s'ajoute aux causes d'insalubrité que nous avons signalées.

Ce n'est point par des preuves directes, mais bien par exclusion et par voie d'analogie, qu'on est conduit à considérer le choléra comme un empoisonnement miasmatique. La nature de l'agent toxique est inconnue, invisible, impalpable, inodore, on ne l'admet que par une pure abstraction de l'esprit. On sait toutefois qu'il reçoit d'une haute température une grande force d'activité et d'expansion; néanmoins, l'épidémie cholérique sévit parfois en plein hiver, et au moment où nous écrivons ces lignes, le *Léman* annonce qu'elle vient d'éclater d'une manière foudroyante à Bardonèche, le jour de la Toussaint.

Quoique le mode de propagation pût faire supposer une origine organique plutôt que physico-chimique, un essaim de germes parasites ou d'animalcules plutôt qu'un gaz, toutefois, malgré le puissant appui prêté à cette hypothèse par le savant M. Roche et le médecin génois Mojon, quoique le docteur Pacini ait annoncé avoir découvert, à l'aide du microscope, des milliers de vibrions dans le liquide intestinal, il paraît difficile d'attribuer le choléra et quelques autres épidémies à des animalcules; car alors il faudrait démontrer que ces maladies ont toujours existé, les animalcules, suivant nous, ne pouvant s'engendrer spontanément. En admettant l'hypothèse des êtres organiques suspendus dans l'air et charriés çà et là par les vents, il resterait à expliquer comment, à un jour donné, ces millions d'hôtes aériens, poussés par l'instinct des voyages et l'amour des conquêtes, se seraient répandus sur le globe à la manière des anciennes hordes asiatiques, ou des émigrations périodiques de sauterelles. Erenberg, de son côté, dit avoir découvert, pendant le règne d'une épidémie cholérique, une foule de corpuscules étrangers au pays et répandus dans l'air. Mais il ne se prononce pas sur la nature de ces corpuscules ou de ces germes insolites. L'hypothèse d'un miasme animé n'expliquant pas d'une manière plus plausible que toute autre les différents phénomènes que présente le choléra asiatique, les observateurs rigoureux ne sauraient l'admettre en l'absence de toute preuve. On sait que le delta du Gange, où se trouvent toutes les conditions d'insalubrité connues, est le foyer infectant. Quelle est la nature de l'agent toxique qui s'en dégage? Quel est ce produit putrescible des corps organisés qui se propage et se multiplie d'une manière si funeste? Faut-il attribuer l'empoisonnement cholérique à des microphytes, à des microzoaires, à un gaz plus ou moins analogue au gaz méphytique des mines, à celui des égouts ou des fosses d'aisances, au miasme des marais? Laissons à la science de l'avenir ce grand problème; c'est à nos chimistes si savants, à nos histologistes si habiles, à nos micrographes si expérimentés à poursuivre des recherches qui échappent aux moyens ordinaires d'investigation.

Mode de propagation du Choléra :

LA CONTAGION.

Le mode de propagation du choléra et la cause des épidémies redoutables dont nous avons été témoins, sont des questions qui intéressent les gouvernements non moins que la science elle-même. Est-ce par contagion, est-ce épidémiquement, c'est-à-dire par l'intermédiaire de l'air, qu'il a été transporté en dehors de son foyer et qu'il s'est répandu sur le globe? Graves et difficiles problèmes sur lesquels diffèrent les observateurs, et dont la solution ne doit pas cesser d'occuper les savants. Voici quelques-uns des faits invoqués par ceux qui attribuent au choléra le caractère contagieux.

La *Topaze,* dont l'équipage avait librement communiqué avec la population de Calcutta, où régnait alors l'épidémie, quitta cette ville le 20 septembre 1819. Dès le commencement de la traversée, plusieurs matelots furent atteints de choléra; la frégate aborda à Manille et à Maurice. L'infection qui régnait à bord se communiqua rapidement à la population de Port-Louis, où, en six semaines, elle fit 7,000 victimes, d'autres disent 20,000. Si l'on considère l'explosion de l'épidémie à Maurice comme indépendante de l'arrivée de la *Topaze,* on doit convenir que la coïcidence est un singulier phénomène. Que répondent les anti-contagionistes? Ils objectent que la maladie éclata soudainement dans plusieurs quartiers à la fois, et non en se répandant de proche en proche, tandis que des négresses qui séjournèrent à bord n'en furent point atteintes. Ils ajoutent qu'elle ne se montra ni plus promptement, ni plus violemment dans les environs du campement de l'équipage, et enfin qu'elle attaqua principalement les individus mal logés, mal nourris, mal vêtus, en un mot exténués par la misère. Ces raisonnements, inspirés par l'esprit de système, ne sauraient détruire la valeur de ce fait important : le choléra s'est déclaré à Maurice, île très-salubre, où ne régnait aucune maladie contagieuse, immédiatement après l'arrivée de la frégate la *Topaze*, qui avait des malades à bord.

En apprenant cette nouvelle, le baron de Milius, gouverneur de la Réunion, prit toutes les précautions dictées par les lois sanitaires, pour mettre cette dernière île à l'abri de la contagion. Après deux mois de précautions rigoureuses, des nègres de traite, enlevés furtivement de Maurice, le 7 janvier, furent introduits à la Réunion, dans une habitation voisine de Saint-Denis ; aussitôt le choléra y parut et fit périr huit esclaves dans la seule journée du 14 janvier. A cette nouvelle, la population de Saint-Denis émigra presque en totalité. Par suite de cette dispersion, et grâce aux mesures de séquestration adoptées, les ravages du choléra s'arrêtèrent ; il n'atteignit que 256 personnes.

Les îles de la mer des Indes, Ceylan, Pénang, Java, Sumatra, Manille, les Moluques étant en communication directe et presque continuelle avec Calcutta, Madras, Pondichéry et d'autres localités affectées de choléra, les partisans de la contagion ne manquent pas d'attribuer à des navires de commerce la propagation de la maladie dans ces îles. Ce serait en particulier, d'après eux, le vaisseau amiral le *Leander*, à bord duquel régnait le choléra, qui l'aurait introduit, au mois d'août 1820, à Ceylan, où il fit les plus grands ravages.

Dans l'Inde et dans presque toutes les provinces asiatiques, le choléra suivit les fleuves et les rivières, les rivages maritimes, le bord des lacs, en un mot, les lignes de communication les plus fréquentées. Des navires arrivant des lieux infectés le communiquèrent à Mascate, à l'entrée du golfe Persique, à Bassora et à Bagdad, situées, la première, à l'autre extrémité du golfe, la seconde, sur le bord oriental du Tigre. De ces trois villes, il pénétra dans l'intérieur de l'Arabie et de la Perse par des caravanes dont l'arrivée coïncida avec l'apparition du fléau.

Suivant le docteur Loder, toutes les villes qui bordent le Volga furent infectées, aux mois d'août, de septembre et d'octobre, par des embarcations sorties d'Astracan, alors en proie à l'épidémie; Nicolaïef, par un navire arrivé de Sucham Kale; Kertch, par un bâtiment parti du littoral de la mer d'Azof; Odessa et Sébastopol, par un vaisseau de guerre venant de Kertch.

On a vu souvent des corps d'armée transporter et répandre l'infection dans les lieux où ils séjournaient. Ces exemples, parfois observés dans l'Hindoustan, devinrent très frappants dans le nord de l'Europe. Au mois de septembre 1830, des troupes furent dirigées des provinces méridionales de la Russie, où sévissait le choléra, vers la Vistule. L'infection se déclara dans les villes et les villages qu'elles traversèrent, Kieff, Braslaf, Kamenetz, Lutz; de là, elle pénétra en Pologne par Lublin, en suivant constamment la ligne des mouvements militaires. Le 1er avril 1831, les hôpitaux de Siedlec étaient encombrés de soldats russes en proie au choléra. M. Brierre de Boismont rapporte qu'une division d'infanterie, commandée par le général Ribinski, ayant été engagée, le 10 avril, sous les murs de cette ville, contre le corps de Palhen II, trois jours après 6 soldats appartenant à la 1re brigade, qui avait pris deux étendards et fait beaucoup de prisonniers, périrent subitement. Près de Minsk, les accidents se multiplièrent, et, lorsque M. Brierre de Boismont, accompagné de M. Legallois, se rendit à Mienice, vers lequel on dirigeait les cholériques, on comptait déjà 50 morts. La plupart des malades portaient des effets d'équipement pris sur l'ennemi. Le choléra existait parmi les blessés et les prisonniers russes amenés, le 10 avril, au faubourg de Praga, séparé de Varsovie par la Vistule seulement. Pour rassurer les habitants, le Comité sanitaire de cette ville déclare que la maladie n'est pas contagieuse; néanmoins, par mesure de prudence, le gouvernement les exhorte, au nom du salut public, à s'abstenir de toute communication avec le faubourg infecté; mais on sait que les prescriptions de police sanitaire sont toujours violées; d'ailleurs, la population des campagnes, déjà malade, fut refoulée dans l'intérieur de Varsovie, où, depuis les treize jours que s'était répandue l'épidémie, on comptait, le 5 mai, 2,580 malades dont les deux tiers succombèrent.

Aujourd'hui, nous craindrions de ranimer trop de deuils et peut-être même de passions, en suivant la marche de l'épidémie de 1865, depuis la Mecque jusqu'aux ports européens. Nous rappellerons seulement que le pèlerinage de 1831 devint également un foyer d'infection redoutable. Un nombre extraordinaire de Musulmans s'étaient rendus à la ville sainte. Il tomba, pendant les chaleurs, des pluies abondantes qui surprirent les pèlerins sur la Kaba, montagne des sacrifices, où, chaque année, on immole plus de 120,000 animaux dont les cadavres abandonnés empoisonnent l'air. Dans le courant de juin, il se manifeste subitement des cas foudroyants de choléra. On ignore si la maladie est née à la Mecque, mais on présume avec plus de vraisemblance, qu'elle y a été introduite par des pèlerins de l'Inde, de Bagdad, de Bassora, où sévissait alors l'épidémie. A cette nouvelle, dit Hamont, Méhémet-Ali et Ibrahim ordonnent la formation de cordons sanitaires sur les points les plus importants ; mais il était trop tard. Malgré les ordres les plus expéditifs, des pèlerins étaient arrivés par des bâtiments de la mer Rouge : les uns étaient partis par le Caire, les autres par la haute Égypte. Plusieurs navires venant de Jedda avaient débarqué de nombreux voyageurs à Suez. Quelle pouvait donc être l'utilité des lazarets et des cordons sanitaires? Cependant, une caravane de plus de 2,000 hommes était en marche ; on la force à s'arrêter au *Lac des pèlerins,* à trois lieues du Caire, où elle arrive le 12 août, et on l'enceint d'un double cordon formé par quatre bataillons de troupes de ligne. Trois jours après, quelques soldats du premier cordon, le plus voisin, par conséquent, de la caravane, sont frappés de choléra ; on apprend que les pèlerins perdent des malades et les enterrent secrètement dans un puits. Mais, en même temps, arrive la nouvelle que le choléra vient d'éclater dans les villes voisines, et notamment au Caire, où la journée du 18 seule coûte la vie à 400 personnes. Au milieu de ces calamités, la haute Égypte, néanmoins, resta préservée.

Il faudrait fermer les yeux à l'évidence pour ne point reconnaître, dans l'observation précédente, le point de départ de l'épidémie ; nous trouvons des faits tout aussi concluants dans les relations des officiers de santé militaires et des chirurgiens de marine. En 1833, le choléra parut à Oporto et de là gagna les deux armées belligérantes, puis Lisbonne, enfin tout le Portugal, après l'arrivée d'un navire qui avait amené à Don Pédro un renfort de soldats atteints de la maladie ; quelques-uns étaient morts pendant la traversée. La *Melpomène* quitte Lisbonne, perd 27 hommes en route, arrive à Toulon le 11 juillet, avec des malades qu'on place au lazaret. Ainsi que le rapporte le chirurgien-major de la frégate, M. Guilbert, des sept gardes de santé qui donnent des soins aux malades, quatre sont foudroyés par le choléra.

Nous citerons encore les deux exemples suivants : en 1854, le *Primauguet*, ayant reçu un certain nombre de convalescents à l'hôpital de Gallipoli, eut par ce seul fait, dans son équipage, trois cas mortels de choléra pendant la traversée. L'autre exemple est emprunté à la dernière épidémie de Constantinople : le 31 juillet, la flotte turque ayant débarqué plusieurs malades, reçut l'ordre d'entrer dans la mer Noire. Le soir, elle jeta l'ancre devant Thérapia, où jamais épidémie n'avait pénétré, et quelques marins descendirent à terre. Dans la nuit même, 28 cas foudroyants éclatèrent parmi les habitants de ce village ; la journée du 2 août coûta la vie à cent personnes. Aussi ne craignons-nous pas de répéter que la plupart des chirurgiens de marine, la plupart des médecins qui ont partagé les glorieux périls de notre armée de Crimée, ont été témoins de faits d'importation et de transmission du choléra, non moins évidents, non moins significatifs que les précédents.

En présence de ces faits et des exemples plus ou moins analogues, que nous pourrions citer pour ainsi dire à l'infini, il ne faut pas s'étonner si un certain nombre de médecins, et, entre autres, les docteurs Loder, de Moscou, sir Robert Blane, Martinengo, Fossati, Makartienne, Angelin, Bournas, Meunier, Galinas, J. Worms, Pellarin, Pirondi, Cordier, Gensoul, Littré, Petit, Marroin, Audouard, etc., se sont montrés contagionistes plus ou moins décidés. Le docteur Ferrari, de Tunis, a soutenu et prouvé, par de nombreux exemples, que tous les habitants de la Régence, qui se soumirent à une quarantaine sévère et à l'isolement, furent préservés. On objecte en vain aux partisans de cette doctrine, qu'en d'autres pays les quarantaines et les cordons sanitaires ont offert un moyen douteux et souvent infidèle de préservation; qu'en Prusse et en Russie, notamment, le choléra s'est joué de ces mesures; ils répondent que ces mesures ont été mal observées. Téhéran échappe au fléau, disent-ils, par suite des précautions sévères conseillées par le docteur Martinengo. Les portes d'Ispahan s'étant fermées devant une caravane qu'on savait infectée de choléra, cette ville en fut préservée. La caravane s'étant dirigée vers Jedda, la contagion s'y répandit et fit 7,000 victimes. Mais de tous ces exemples de préservation, le plus remarquable est le suivant :

En 1822, le choléra enleva en dix-huit jours 4,000 personnes à Alep. Aux premières menaces du mal, M. de Lesseps, consul de France dans cette ville, se retira à la tête d'une colonie de plus de deux cents personnes, dans une habitation de campagne située à peu de distance, et tant que dura l'épidémie, il soumit ce lieu de refuge à toutes les précautions usitées dans les lazarets, et dont il conserva la surveillance exclusive : aucun des membres de la petite colonie ne fut atteint.

Pour tout esprit non prévenu, la plupart des faits que nous avons cités ne paraissent pouvoir s'expliquer que par la contagion, nous devrions dire la *transmission*. Mais les choses se passent-elles toujours ainsi? Le fléau indien se propage-t-il exclusivement par cette voie?

Aucune maladie ne présente plus de contradictions que

le choléra ; aucune ne déjoue avec autant de persistance les conjectures les plus raisonnables. Aussi son histoire offre-t-elle des arguments d'une grande force aux contagionistes et aux non-contagionistes. Ceux qui en attribuent exclusivement la transmission à la voie épidémique soutiennent que, dans l'Inde, comme plus tard en Russie, en Angleterre, en France, on a vu le choléra éclater simultanément sur plusieurs points séparés les uns des autres par une centaine de lieues et davantage, sans que les pays intermédiaires fussent atteints. Ainsi, dès le principe, l'épidémie se déclare soudainement à Béhar et à Dacca, à Nagpore et à Moltay, tandis que les vastes régions qui séparent ces villes restent à l'abri du fléau. Si le choléra était essentiellement contagieux ou même transmissible, il agirait par irradiation, il s'avancerait régulièrement et de proche en proche, au lieu de suivre cette marche capricieuse.

Si parfois on a dû attribuer l'importation du choléra à des navires, à des corps de troupes, à des caravanes, plus souvent encore, ajoute-t-on, les provinces, les contrées dont les communications avec les lieux infectés étaient très-fréquentes, sont restées à l'abri de toute contagion. L'Angleterre, la Hollande, n'ont pas reçu le choléra de l'Inde et des îles de la Sonde ; ces royaumes, ainsi que la Prusse, la France et l'Allemagne, ont été envahis par le fléau, se propageant fatalement par le nord-ouest de l'Asie le nord de l'Europe. Les troupes russes ont, assuré-nt, communiqué le choléra à toutes les populations qui trouvaient sur leur passage ; mais, en même temps, le nous offre plusieurs observations contraires. is, il est vrai, on voit des troupes fraîches tomber lieu d'un foyer épidémique, y contracter l'infection dès la première nuit ou le lendemain ; puis après avoir sévi avec fureur, par un simple changement de station, le mal disparaît subitement après un mois de durée ou plus promptement encore. Entre un grand nombre d'exemples de non-transmission du choléra cités par Annesley, nous nous contenterons de rapporter le suivant, qui est très-remarquable : Le 11 mai 1817, un détachement de 90 hommes du 1er bataillon, étant en marche pour le camp de Sangar, fait halte à mi-chemin, sur les bords d'un lac, situé dans une plaine entourée de collines agréablement boisées. A minuit un premier malade, frappé du choléra, meurt en une demi-heure. Avant le lever du soleil, 24 hommes sont atteints. On transporte sur des charrettes les malades à Sangar, à six milles de là ; 5 moururent avant l'arrivée, les autres sont mourants ; une semaine s'écoule à peine, le reste du détachement est à l'hôpital. Eh bien ! ces hommes mêlés aux troupes du camp de Sangar ne leur communiquent pas l'infection ; parmi celles-ci, on ne compte pas un seul malade.

Les faits que nous venons d'exposer sont loin d'avoir toute la valeur que leur attribuent les adversaires de la contagion. Le choléra a éclaté sur des points éloignés de l'Inde et dans plusieurs foyers à la fois, fomentés ou entretenus par les mêmes causes d'infection ; il ne s'agit là ni de contagion ni d'épidémie. Sans cesser d'être transmissible dans le plus grand nombre des cas, une maladie peut ne pas offrir constamment le caractère contagieux, et l'histoire de la plupart des épidémies prouve que tous les individus ne sont pas aptes à les contracter ; s'il en était autrement, la terre serait dépeuplée. C'est grâce à la distance de quatre ou cinq mille lieues que l'Angleterre et la Hollande n'ont pas reçu le choléra de l'Inde, leurs navires, partis des points infectés, ayant perdu et épuisé l'agent contagieux à travers l'immensité des mers. Nous avons vu que Maurice et la Réunion, plus voisins des foyers du mal, n'ont pas été épargnés. C'est donc par la Méditerranée ou par les terres confinant à l'Asie, que l'Europe se trouve toujours menacée d'être envahie par le fléau.

Cherchons enfin à éclairer cette question importante par des preuves directes, et les exemples dont nous avons été témoins nous-mêmes. Sur les divers points du globe où s'est montré le choléra, les médecins et les infirmiers, sans cesse en contact avec les malades, furent-ils, plus que les autres, victimes de l'épidémie ? Il résulte d'un travail de M. Jameson, rapporteur du Conseil médical de Calcutta, que sur 250 médecins qui se trouvèrent en plein foyer épidémique, 3 seulement eurent le choléra, un seul succomba. En Russie, en Allemagne, en Angleterre, en France, en Italie, les médecins, exposés nuit et jour au contact des cholériques, ne furent pas frappés en plus grande proportion que le reste de la population. A Paris, on n'eut à déplorer la mort d'aucun médecin d'hôpital. Combien d'entre nous, en 1832 surtout, où la terreur était générale, ne quittèrent point durant plusieurs semaines le chevet ou du moins la maison des cholériques ! Cependant le Corps médical compta de rares victimes.

Quoique généralement doués d'un ferme courage et des dispositions morales les plus propres à combattre un mal contagieux, il est loin d'être prouvé, néanmoins, que les personnes qui se consacrent au service des cholériques, médecins, étudiants, sœurs de charité, infirmiers, n'en ressentent pas fréquemment les fatales atteintes. A Moscou, par exemple, tandis que la mortalité fut de

3 p. 100 dans la ville entière, elle s'éleva à 30 parmi les employés des hôpitaux. A Mittau, à Pesth, à Magdebourg, à Berlin, presque tous les infirmiers contractèrent le choléra ; plusieurs même furent atteints quelques heures après avoir commencé leur service. (*Gaz. méd.*, 1832, p. 377.) D'après M. Levicaire, 12 médecins de Toulon périrent du choléra pendant l'épidémie de 1835 ; celle de Gênes en moissonna 16. En 1854, 20 médecins furent atteints à Gallipoli : 17 succombèrent. Dans son *Traité du choléra*, M. Briquet rapporte que, sur 200 cholériques soignés dans ses salles, 123 étaient venus du dehors, 77 contractèrent la maladie plusieurs jours après leur admission : « La maladie, ajoute ce judicieux praticien, se communiqua aux personnes du service de l'hôpital, en raison directe du séjour dans les salles et de l'intimité des rapports avec les cholériques. » M. Blondel a fait des remarques analogues.

Toutefois, il faut reconnaître que, si le choléra était essentiellement contagieux, on ne comprendrait pas que, par suite d'une fréquentation continuelle avec les malades, un seul médecin pût échapper ; ni la force d'âme, ni de bons soins hygiéniques n'auraient le pouvoir d'en conjurer les effets ; tout le monde, à peu près sans exception, paye son tribut à la rougeole et à la scarlatine ; sans la vaccine, personne ne serait à l'abri des épidémies de petite vérole.

On sait que, à Paris, aux trois épidémies, l'invasion eut lieu presque en même temps sur tous les points ; le mal frappa simultanément des personnes n'ayant aucune relation entre elles. A quelques jours de distance, il se répandit dans tous les quartiers, comprenant dans ses attaques la population civile, celle des hôpitaux et l'effectif de la garnison. Cette marche ne décèle-t-elle pas une transmission par l'intermédiaire de l'air ? N'en trouve-t-on pas également une preuve dans la diarrhée prémonitoire, qui attaque souvent une grande partie de la population et précède ordinairement le choléra?

M. Blondel a donné encore un renseignement digne d'attention : Sur 3,640 cholériques admis, en 1849, dans les hôpitaux de Paris, 2,516 provenaient de maisons qui n'envoyèrent qu'un seul malade pendant toute l'épidémie, et 1,124 de maisons qui en fournirent plusieurs. Ces résultats paraissent prouver que plus des deux tiers des cholériques, admis dans les hôpitaux, n'ont ni communiqué ni reçu dans leurs habitations le principe contagieux.

Si le choléra s'était répandu par contagion à Vienne, à Munich, à Paris, à Berlin, à Londres, etc., il aurait frappé d'abord les voyageurs arrivant des pays infectés et les personnes qui se seraient trouvées en rapport avec eux. Or, ce n'est point ainsi que commencent et se développent les épidémies dans chaque ville. A Paris, par exemple, on peut se demander où avaient contracté la contagion le concierge de la rue des Lombards, qui offrit le premier exemple de choléra indien au mois de février 1832, et les habitants de la rue de la Mortellerie, qui se trouva presque dépeuplée ? Dans l'épidémie récente, un grand nombre de voyageurs de Madrid, de Marseille, de Toulon, sont venus à Paris ; ont-ils propagé le mal dans les riches quartiers qu'ils habitent ordinairement ? Non ; il s'est manifesté presque exclusivement, pendant les deux premières semaines, à Puteaux, à Montmartre, à Batignolles, à La Chapelle, et dans la population ouvrière, qui n'avait ni voyagé, ni fréquenté des étrangers.

Après 1832 et 1849, plusieurs villes de France furent atteintes du choléra ; jamais les communications ne cessèrent entre ces villes et Paris ; aucune mesure ne fut prise pour le préserver d'une invasion nouvelle ; cependant, la maladie ne s'y est pas reproduite après qu'elle avait cessé d'y régner. Plusieurs médecins ont fait des observations analogues dans quelques villes des départements ; M. le docteur Chapelle, à qui l'on doit un excellent travail sur l'épidémie cholérique dans la Charente pendant l'année 1855, a fait cette juste remarque : « Si la contagion était la cause ordinaire, essentielle, de la propagation du choléra, jamais cette maladie ne s'éteindrait dans les lieux où elle a fait son apparition ; les hommes conservant entre eux des relations obligées, loin de diminuer, elle ne ferait que s'étendre. » D'après cet honorable praticien, quelques habitants de la Charente, déjà atteints de choléra, ayant cherché un asile dans les départements limitrophes, la Haute-Vienne, la Dordogne, qui étaient en dehors de l'influence épidémique, ne transmirent la maladie ni à leurs hôtes, ni aux personnes qui leur prodiguèrent des soins.

Plusieurs des faits et des observations que nous venons de rapporter offrent les caractères attribués aux maladies épidémiques ; mais ils n'enseignent pas à quelles distances l'air chargé du principe cholérique peut conserver son action fatale, et si cette influence peut s'exercer de ville à ville, de province à province, de royaume à royaume, de continent à continent. Ce n'est pas d'ailleurs par cette voie que s'explique l'importation brusque de la maladie dans les îles de l'Océanie et dans les ports européens, à Constantinople, Marseille, Toulon, Ancone, Naples, etc. C'est par la migration des voyageurs principalement qu'elle s'est répandue et continue à se propager en dehors de son foyer primitif. Si parfois on n'a pu trouver les preuves de cette transmission, plus souvent encore les médecins, qui exercent dans les bourgs et les campagnes, ont pu remonter à la source de l'invasion cholérique, en suivre la marche, en découvrir les causes. Les comptes rendus de MM. Charcellay (de Tours), Simonin père (de Nancy), Giraud (de Draguignan), Brochard (de Nogent-le-Retrou), Gislain (de Montargis), etc., sont propres à jeter un grand jour sur la question qui nous occupe, et fournissent des preuves multipliées d'importation et de transmission de la maladie. On répète souvent qu'un seul fait bien avéré suffirait pour affirmer la contagion. Nous allons en emprunter un à l'épidémie actuelle :

Le jeudi 12 octobre 1865, M. et Mme B... s'installaient dans la maison de campagne de la famille M..., située dans les environs de Gruyères-le-Chatel. Elle était accompagnée d'une femme de chambre qui avait caché à ses maîtres qu'elle avait la cholérine. Dans la nuit de jeudi à vendredi, vers trois heures du matin, la cholérine se convertit en une violente attaque de choléra. On place auprès de la malade une femme de confiance de la famille M..., et une femme du village qui avait offert ses services ; le vendredi matin, on fait venir de Paris une sœur de Bon-Secours de la rue Saint-Merry. Ces trois personnes, toutes bien portantes, quittent à peine la malade. Dès le samedi, la femme de confiance est frappée du choléra et meurt le lundi. Le dimanche 15, après la messe célébrée au château, la sœur de Bon-Secours, prise également du choléra, meurt à minuit ; la femme du village, atteinte dans la même journée, meurt le mardi. La première malade succombe quelques jours après. Plusieurs personnes de la famille M..., une seconde sœur de Bon-Secours qu'on avait appelée, éprouvent, quoique à un moindre degré, des symptômes inquiétants ; elles quittent précipitamment le château et trouvent la guérison à Paris. Il n'existait aucun cas de choléra dans la commune de Gruyères-le-Chatel avant l'arrivée de la femme de chambre ; aucun autre cas ne s'y est déclaré depuis. Ce fait n'a pas besoin de commentaire ; il nous paraît évident que la femme de chambre a communiqué le choléra à la femme de charge de la famille M..., à la femme du village et très-probablement à la sœur de Bon-Secours.

Dans certaines circonstances, le choléra peut donc se transmettre et se communiquer à des personnes qui se trouvent dans des dispositions spéciales, encore mal déterminées. Faut-il, après tant de pathologistes, définir la contagion ? C'est par suite d'une véritable confusion de mots, que s'établissent les divergences les plus contradictoires sur le mode de propagation du fléau indien. Si l'on entend par contagion, la communication d'une maladie par le contact immédiat et médiat, oui le choléra est contagieux. C'est par le toucher immédiat ou direct et par la peau dénudée d'épiderme que se transmettent les affections virulentes, morve, syphilis, vaccin, virus animaux, pustule maligne, etc. ; l'existence d'un principe infectant, d'un virus spécifique se prouve par l'inoculation accidentelle ou volontaire. La contagion indirecte ou médiate est le mode suivant lequel les maladies se propagent de l'homme à l'homme, soit par des objets contaminés, soit plutôt par l'intermédiaire de l'air ambiant. Entre l'infection et la contagion médiate, il y a cette seule différence : dans la première, l'action exercée sur notre économie par des particules, gaz ou miasmes répandus dans l'air, provient d'un foyer étranger à l'homme, et, dans la seconde, l'homme devient lui-même le foyer infectant. Il est fâcheux que l'on ait conservé le terme de contagion pour ce dernier mode de transmission ; nous pensons, avec M. le professeur Bouillaud, que l'infection n'est qu'un mode de contagion, ou plutôt que cette contagion n'est qu'un mode de l'infection ; entre ces deux termes, il n'existe pas réellement de différence essentielle, et il s'agit, dès lors, d'une dispute de mots plutôt que d'une dispute de choses.

Appliquons ces principes au choléra : cette maladie ne se communique ni par le toucher, ni par un virus inoculable. A différentes fois, soit à dessein, soit sans le savoir, on a couché dans les lits des cholériques, on a revêtu leurs habits ; les médecins ont tâté le pouls, ausculté le cœur, palpé le ventre, respiré l'haleine des cholériques ; des infirmiers ont frictionné, transporté les malades ; des parents ont tenu leurs enfants dans leurs bras, les ont réchauffés de leur haleine, couverts de leurs baisers ; on s'est inoculé le sang, on a goûté la sueur et la matière des vomissements. Aucune contagion manifeste n'a suivi quelqu'une de ces pratiques.

Des milliers de faits prouvent également que les cadavres perdent la faculté de transmettre la contagion. Néanmoins on doit, par mesure de prudence, comme après toute maladie virulente, les asperger, et surtout neutraliser les déjections avec les désinfectants ordinaires : chlorures, solutions d'acide phénique, sulfate de fer, etc. Les lits, le linge, seront soumis aux mêmes désinfectants. On peut donc procéder, avec une pleine sécurité, à tous les soins de la sépulture. M. Longet me rappelait qu'en 1832, un grand nombre d'élèves, après avoir consacré plusieurs heures au service des malades, passaient le reste de la journée dans les salles d'autopsie où se trouvaient entassés des centaines de cadavres ; aucun ne contracta la maladie par ce fait. Récemment enfin, M. Axenfeld s'est piqué à un doigt, en pratiquant l'ouverture d'un cholérique. Cette blessure a déterminé les symptômes de l'infection putride, auxquels, heureusement, ce savant confrère a échappé après bien des souffrances ; il ne s'est développé aucun accident cholérique.

Depuis quarante-cinq ans que le choléra a envahi presque toutes les contrées du globe, il n'est pas de vieux praticien qui ne l'ait observé plusieurs fois, qui ne puisse invoquer son expérience personnelle et dont l'autorité ne puisse être invoquée. Eh bien, la plupart ont reconnu que, dans l'immense majorité des cas; le contact direct, immédiat est sans inconvénient ; aussi, après la première épidémie de Paris, aucun médecin, pour ainsi dire, n'était contagioniste. Ils le sont devenus presque tous, dans la limite que nous indiquons, en voyant des corps d'armée, des caravanes, des navires venant de lieux infectés, transmettre brusquement le choléra à des pays qui en étaient exempts, en voyant enfin quelques exemples évidents de malades qui avaient communiqué l'infection à des personnes, à des populations placées jusque-là en dehors de tout foyer épidémique.

Ainsi l'ont pensé la plupart des médecins étrangers, à l'exception toutefois des médecins anglais, dont le témoignage sur cette question n'a pas toute l'autorité que nous leur accordons pour toute autre. Le 10 janvier 1831, le Conseil médical de Saint-Pétersbourg déclarait que la cause occasionnelle du choléra-morbus, la seule bien prouvée, est une contagion *sui generis*, moins violente que la peste, et exigeant une certaine prédisposition pour se développer. Les professeurs Bini et Buffalini, de Florence, ont proclamé, de leur côté, que le choléra est essentiellement engendré par des influences telluriques et atmosphériques ; il ne devient contagieux, disent ces savants, qu'accidentellement, jamais cependant à la manière des maladies virulentes, mais bien d'après les conditions ordinaires des affections miasmatiques ou infectieuses.

Nous ne saurions partager l'opinion des médecins qui considèrent comme une imprudence, comme un danger d'avouer, de prouver que le choléra est transmissible ; les droits de la vérité sont sacrés. Ainsi que M. Velpeau l'a dit avec une grande vérité : « Il y a sans doute des dangers à admettre comme contagieuses des maladies qui ne le sont pas ; mais il faut bien se garder de considérer comme non-contagieuses celles qui sont susceptibles de se communiquer ; car les conséquences seraient beaucoup plus graves. » En effet, une erreur de doctrine pourrait coûter la vie à plusieurs milliers de personnes. Elle conduirait à négliger les moyens de prévenir l'importation d'une maladie dangereuse, et à remplir moins exactement les soins nécessaires pour en neutraliser les effets.

Nous savons que la croyance à la contagion est propre à déterminer quelques défaillances dans les âmes pusillanimes. Dans certaines localités, les malades n'ont pas reçu les soins que commandaient la charité et le devoir ; l'intervention de l'autorité a été nécessaire pour obtenir l'inhumation des cholériques ; des pères ont été réduits même à inhumer leurs propres enfants. Ces exemples deviennent de jour en jour plus rares parmi les peuples chrétiens. L'ambassade de France à Constantinople, M. Outrey à Alexandrie, ont rendu les plus grands services. A Gibraltar comme à Madrid, la conduite des médecins, de l'administration, du clergé de toutes les religions, a été admirable ; les familles riches ne craignaient pas de consacrer leurs carrosses au transport des malades. A Toulon, M. l'amiral de Chabannes et Mme la vicomtesse de Chabannes, bravant toutes les fatigues et tous les dangers, visitaient presque journellement les hôpitaux et les demeures des cholériques. Le directeur de l'Assitance publique de Paris, M. Husson, s'est multiplié pour porter secours à toutes les victimes de l'épidémie, et ne laisser en souffrance aucun service d'hôpital. Anciennement, combien de fois n'a-t-on pas vu de pieuses femmes, comme Elisabeth de Hongrie, de courageuses reines panser de leurs mains les plaies hideuses des mendiants et des lépreux ! Les évêques, les prêtres, les sœurs de charité nous ont familiarisés avec ces dévouements. Saint Louis pansait les pestiférés et se glorifiait du titre d'*infirmier royal*. A la nouvelle que le choléra venait d'éclater à Moscou, l'empereur Nicolas y accourut. Au plus fort de l'épidémie de 1832, Louis-Philippe se rendit à l'Hôtel-Dieu, encombré de cholériques. La contagion des bons exemples donnés par les souverains, exalte le courage et gagne les cœurs. L'empereur Napoléon se disposait à partir pour Toulon quand le choléra fit irruption à Paris ; il visita avec le plus grand détail l'Hôtel-Dieu et le Val-de-Grâce, en s'arrêtant à chaque lit de cholérique, tandis que l'Impératrice visitait avec la même sollicitude Beaujon, Lariboisière et l'hôpital Saint-Antoine. Ces visites ont ranimé quelques mourants et fait descendre la confiance dans les cœurs qui, au milieu des maux les plus extrêmes, se rattachent à l'espérance par la sympathie qu'ils inspirent. On dira, sans doute, c'était un devoir ; mais, dans les heures critiques de la vie et dans les occasions périlleuses, faire ce qu'on doit est une véritable gloire.

Nous ne parlons pas des médecins ; pour eux, les jours de danger sont, en quelque sorte, leurs jeux olympiques. Ils ont fait leurs preuves sur les champs de bataille sillonnés par les balles, comme au sein des villes et des hôpitaux habités par la maladie et la contagion. Aujourd'hui, familiarisée avec les épidémies cholériques, notre génération ne comprendra jamais la solennité des épreuves que nous réserva celle de 1832. Menacés à chaque instant de la voir apparaître, jeunes et vieux, médecins des hôpitaux, médecins de la ville, nous éprouvions une fiévreuse impatience de nous mesurer avec ce fléau qui, dans sa marche fatale, ne signalait sa présence que par une moisson de cadavres et promenait sans relâche sa faux invisible. En France, le sacrifice et le dévouement sont des héritages qui ne tombent jamais en déshérence ; on s'expose aux maladies pour apprendre à les guérir ; on affronte la mort pour sauver la vie à son semblable, et, ce qui est un devoir pour tous les hommes, les médecins le réclament comme un droit.

RÉSUMÉ.

Le choléra épidémique est une maladie particulière à l'homme ; les symptômes essentiels de cette affection, les troubles intestinaux, le ralentissement de la circulation, la cyanose et le refroidissement de la peau, la fonte rapide des organes et la mort imminente annoncent un véritable empoisonnement.

Attribuer le choléra aux vices du régime, au froid, à la chaleur, aux vents, à l'humidité, à des variations atmosphériques, aux différentes proportions de l'électricité, du magnétisme terrestre, de l'ozone, c'est perpétuer le vague, c'est détourner l'esprit de la recherche des causes réelles par des suppositions banales et imaginaires.

Le choléra est propre au delta du Gange et provient d'un vaste foyer de substances toxiques, qu'entretient et active sans cesse la décomposition des matières animales et végétales qui se putréfient à la surface du sol.

La spécialité et la permanence des symptômes font supposer qu'il dépend d'une cause spécifique, d'un principe fixe et invariable, analogue aux venins et aux virus animaux, réduits à l'état gazeux.

L'émigration et la transmission de la maladie, en dehors de son foyer primitif, doivent être attribuées à l'accumulation des causes d'insalubrité et à une intensité nouvelle des éléments délétères.

Des conditions plus ou moins analogues à celles qui engendrent le choléra, l'encombrement, l'insuffisance de l'aération, le voisinage des eaux croupissantes et des matières animales qui se putréfient, en favorisent la propagation.

Toutes les causes débilitantes physiques et morales, l'ivrognerie, la débauche, la malpropreté, les fatigues, les veilles, les chagrins, les passions tristes, certaines aptitudes spéciales, favorisent l'absorption de l'agent toxique, et en rendent les effets délétères et foudroyants.

La convalescence des fièvres exanthématiques dispose à contracter le choléra, tandis que les personnes atteintes de psoriasis, pithyriasis, eczéma et de quelques autres affections cutanées, en sont ordinairement préservées.

Un régime sain, la vigueur de la constitution, la fermeté d'âme sont les conditions les plus favorables pour résister aux atteintes du choléra.

Dans tous les pays, de bonnes conditions d'hygiène publique, l'aération, l'enlèvement des immondices, l'abondance des eaux vives et l'écoulement des eaux stagnantes rendent les populations moins accessibles aux influences d'une épidémie cholérique.

La cholérine précède le choléra dans l'immense majorité des cas; le traitement de la cholérine prévient sûrement le choléra confirmé.

Dans les milieux où règne le choléra, l'air lui-même, par suite sans doute de la diffusion des principes morbides, devient hyposthénisant, et réclame un régime tonique.

Le choléra algide doit être promptement et exclusivement traité par les stimulants diffusibles.

En Asie, en Europe, en Amérique, le fléau a suivi toutes les directions; aucune exposition, aucun terrain, aucune latitude n'ont mis à l'abri de ses atteintes.

Quoique agissant parfois capricieusement, le principe générateur du choléra se propage de préférence dans les lieux bas et humides; il se fixe et se concentre dans les gorges et les rues étroites, sévit avec intensité parmi les classes nécessiteuses, et là où la population misérable et très-concentrée néglige tout soin hygiénique.

Dans l'Inde, le choléra est infectieux, épidémique et transmissible d'individu à individu. Une expérience ultérieure nous apprendra, à quelle distance l'air chargé du principe toxique peut s'étendre et communiquer la maladie.

Il est certain toutefois que la propagation en dehors de

foyers d'Asie ne s'est pas opérée par les vents; si elle s'était effectuée par les courants atmosphériques, le choléra n'aurait pas mis quinze ans à faire la route de l'Inde au cœur de l'Europe.

Dans les contrées et les îles où le choléra s'est manifesté, on a reconnu, pour ainsi dire constamment, qu'il y avait été importé par des navigateurs, des caravanes, des colonnes de pèlerins, des voyageurs ou des corps d'armée arrivant des lieux infectés; par conséquent, il a suivi de préférence les voies de communication du commerce.

Les communications entre des villes voisines et les habitants d'une même ville sont si multiples et si diverses, qu'on ne peut toujours suivre la trace de la transmission. Dans tout pays, les prisons et les couvents étant isolés, ont offert proportionnellement un moins grand nombre de malades que le reste de la population.

Il est douteux que la transmission puisse s'opérer par l'air confiné de la cale des navires, par les marchandises ou tout autre objet contaminé. Jamais du moins une épidémie cholérique ne s'est déclarée autrement que par la présence d'individus malades arrivant d'un lieu infecté.

Un malade atteint de la cholérine peut transmettre le choléra algide.

Il n'existe aucune preuve de transmission de la maladie par contact direct et immédiat. Le mode de transmission prouve donc, que l'homme infecté devient à son tour un véritable foyer d'infection. Les exhalaisons qui se dégagent des matières excrémentitielles paraissent contenir l'agent toxique; il se communique ainsi exclusivement par l'air qu'on respire. La durée de leur propriété infectante n'est pas connue.

On n'a jamais vu le choléra se produire spontanément

en dehors de son foyer primitif. C'est par une importation étrangère seulement qu'un pays salubre peut se trouver infecté. Il est probable que les germes de la maladie étant détruits, dès lors le choléra disparaît ; cependant, on les a vus parfois survivre à l'hiver et reprendre au printemps une activité funeste. On doit donc craindre qu'en se multipliant par la chaleur et la fermentation, ils se reproduisent et s'acclimatent en Europe, comme la variole et les autres maladies miasmatiques d'importation étrangère.

Le choléra épidémique étant une maladie nouvelle, celle-ci n'est donc point inhérente à la nature de l'homme, et ne saurait être considérée comme une espèce créée qui se perpétue par une génération indéfinie, à l'instar des êtres naturels.

On peut délivrer l'homme de toutes les maladies qui ne sont pas nées avec lui, en détruisant les causes extérieures qui les ont engendrées.

Aussitôt qu'une épidémie se déclare, on doit en disséminer les foyers ; la prudence et l'humanité commandent l'isolement des malades, et si on ne peut les traiter à domicile, on doit les placer dans des salles spéciales ; il serait préférable même de leur consacrer des pavillons séparés.

Nous sommes destinés à voir, à des époques plus ou moins éloignées, de nouvelles épidémies éclater et fondre sur l'Europe, si l'on ne prend quelque grande mesure pour les repousser. La conférence sanitaire internationale ne remplirait qu'imparfaitement sa mission, si elle ne cherchait pas à atteindre le mal dans son foyer. Des quatre épidémies qui ont assailli l'Europe, trois y ont pénétré par l'Asie centrale et la voie de terre, une seule, la dernière, par la voie maritime de la Méditerranée.

Il ne suffit pas de supprimer la prime que les gouvernements payent à ceux qui introduisent la peste en Europe, d'établir une bonne police sanitaire à la Mecque, d'ériger des lazarets à Suez; les mesures et les précautions exercées envers les bâtiments arrivant de l'Égypte et de la Syrie n'empêcheront pas la propagation du choléra par le nord de l'Asie et l'est de l'Europe.

C'est dans le delta du Gange qu'il faut combattre le choléra. On s'exagère les difficultés d'une entreprise qui délivrerait l'humanité d'un fléau redoutable. Des travaux d'assainissement détruiraient les causes d'insalubrité, produites par la négligence des prescriptions de l'hygiène publique.

Les trois mesures essentielles consisteraient dans le desséchement progressif des marais, l'écoulement intelligent des eaux du Gange après les inondations de ce fleuve et l'enfouissement ou mieux encore l'incinération des matières animales privées de vie.

Les Anglais, avec toute leur puissance et les millions de bras dont ils disposent, ne pourraient-ils donc pas opérer dans l'Inde ce qu'avaient exécuté, avec des moyens plus faibles, les Pharaons en Égypte, en établissant des canaux et des écluses afin de recevoir les eaux excédantes du Nil et les utiliser ensuite, en temps opportun, pour les besoins de l'agriculture? On empêcherait ainsi la révivification d'un foyer pestilentiel qui projette périodiquement sur le globe la contagion et la mort; la nation qui entreprendrait cette œuvre glorieuse, tout en redonnant la richesse et la salubrité à des contrées aujourd'hui presque désertes, aurait bien mérité de la civilisation et de l'humanité.

IIME PARTIE

—

DE LA FIÈVRE JAUNE

Typhus amaril, Typhus ictérode, Vomito negro.

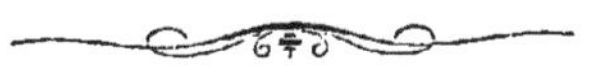

Origine de la Fièvre jaune.

De toutes les questions de science ou de pratique médicale, aucune, après le choléra, ne présente autant d'obscurités que la fièvre jaune : nature, causes, mode de propagation, traitement, prophylaxie, tout est sujet d'incertitude et de controverses. Les opinions qui paraissaient fondées sur une observation judicieuse, sont bientôt abandonnées ; puis, on délaisse à leur tour celles qui avaient été adoptées, pour revenir aux premières ; c'est dire que jusqu'ici il n'a été réellement rien fait de stable, rien que l'on puisse regarder comme définitivement acquis à la science. Au milieu de controverses animées et d'opinions contradictoires, nous chercherons, cependant, avec les praticiens recommandables qui ont observé sur place, à dégager quelques principes assez certains pour être considérés comme l'expression de la vérité. Nous nous occuperons d'abord de l'étiologie de la fièvre jaune ;

découvrir la cause de cette redoutable affection, ne serait-ce pas avoir fait un grand pas vers la solution des questions problématiques que l'on agite depuis un siècle ? Cette découverte ne conduirait-elle pas, en outre, à la connaissance des moyens propres à prévenir la maladie, et même à en détruire le germe ? On ne peut espérer faire quelque progrès dans cette étude, avant d'avoir examiné quels sont les lieux, et dans quelles conditions la fièvre jaune prend naissance et se développe. Le littoral du golfe du Mexique et de la mer des Grandes-Antilles est le foyer endémique et permanent de la fièvre jaune. A la tête des villes les plus spécialement infectées, figurent la Vera-Cruz et la Havane ; puis viennent Tampico et quelques autres points de la côte du Mexique, Carthagène, le Port-au-Prince, la Jamaïque, la Nouvelle-Orléans, Philadelphie, New-York, les Grandes et les Petites-Antilles. Quoique très-insalubres, les Guianes en sont moins souvent atteintes.

La côte occidentale d'Afrique a été plusieurs fois aussi ravagée par la fièvre jaune, soit dans le siècle dernier, soit dans celui-ci, jamais cependant avec l'intensité qu'on remarque dans le golfe du Mexique. Elle y a sévi principalement en 1766, 1778, 1821, 1823, 1828, 1829, 1830, 1837, 1839. On doute encore si cette maladie s'y développe spontanément, ou si elle y est importée. En Europe, on l'a observée dans quelques villes maritimes : à Cadix, en 1800 ; à Brest, à Marseille, à Rochefort, en 1802 ; à Malaga, en 1803 ; à Livourne, à Alicante, en 1804 ; à Barcelone, à Palma, à Toulon, en 1821 ; à Gibraltar, en 1828 ; à Lisbonne, en 1857.

La fièvre jaune véritable s'est-elle montrée, avec ses caractères pathognomoniques, dans les contrées de l'Inde dont le climat a la plus grande analogie avec celui du littoral des Antilles et du golfe du Mexique? Stevensson, Nicoll Waddle, J. Johnson et Chervin, prétendent qu'on l'y observe, quoique rarement, et même qu'elle a visité Seringapatam, cette ville célèbre où Tipoo Saïb fut tué; cependant, malgré leur témoignage, on ne saurait répondre par l'affirmative. Une maladie aussi frappante par sa symptomatologie que la fièvre jaune, et aussi redoutable par sa mortalité, ne saurait faire invasion dans une contrée nouvelle sans y être signalée aussitôt, non par quelques observations isolées, mais par la clameur publique. Il nous est également impossible de reconnaître les caractères essentiels de cette terrible affection dans les exemples qu'on emprunte aux livres des *Épidémies* d'Hippocrate. On comprend d'ailleurs cette confusion, quand on voit quelques auteurs, et Chervin lui-même, regarder la fièvre jaune comme une gastro-entérite, et d'autres la confondre avec les fièvres bilieuses ou les rémittentes des pays chauds.

Jusqu'ici l'Amérique du Sud avait semblé à l'abri de ce fléau; mais il a fait brusquement son apparition à Bahia, le 3 septembre 1849; à Rio, le 14 décembre; à Fernambouc, le 17. Dès cette première invasion, il a enlevé 15,000 habitants à Rio-Janeiro, dont la population est de 300,000. On faisait remarquer naguère que la fièvre jaune n'avait pas dépassé le 27e degré; dans son *Traité de géographie et de statistique médicales*, M. Boudin signale spécialement comme en ayant été exempte, Montevidéo dont la température est cependant aussi élevée que celle des villes de l'Amérique septentrionale et des villes d'Europe, où différentes épidémies de fièvre jaune ont été observées. Comme le Brésil, Montevidéo vient également d'être visité par le fléau. Le 28 février 1857, le paquebot anglais le *Prince*, arrive dans cette ville, venant de Rio, après avoir perdu plusieurs malades dans la traversée. Sur une population de 30,000 âmes, réduite à 10,000 par la fuite, cette épidémie enlève, pendant les mois de mars, avril, mai et juin, 4,000 victimes, la moitié presque de la population. La terreur avait glacé tous les courages, et c'est avec orgueil que, dans cette calamité de tout un peuple se débattant dans les serres de la mort, on voit, à côté des docteurs Vilardebo et Petit, chirurgiens-majors de la marine, un nom cher à la science médicale, le jeune Edmond Blache, attaché au Consulat, rivaliser de dévouement et d'humanité avec les plus braves, organiser les services, porter des secours aux malades et donner l'exemple d'une héroïque tranquillité d'âme.

Ainsi que M. le docteur Jourdanet le fait remarquer, on n'avait jamais observé le *vomito negro* dans les ports tropicaux de l'Amérique sur l'océan Pacifique ; on voyait fréquemment à Tehuantepec, Acapulco, San-Blas, etc., des fièvres bilieuses redoutables par leur gravité, dont les débuts signalent à s'y méprendre ceux de la fièvre jaune ; mais elles se distinguaient de cette dernière affection en ce qu'elles ne se compliquaient ni d'ictère, ni de vomissement noir. Il n'en est plus ainsi : en 1842, le *vomito* se montre à Guayaquil ; en 1852, quelques cas se déclarent, au moment de leur arrivée à Callao et à Lima, parmi des émigrants allemands qui avaient quitté Rio quand le fléau sévissait avec le plus de violence. Une épidémie éclate, et, suspendue en juillet pendant la saison froide, elle éclate de nouveau en mars 1853, puis s'étend de Lima et de Callao à tous les ports du Pérou ; elle se communique même à Valparaiso et à Santiago dans le Chili, par conséquent jusqu'au 33e degré de latitude sud. En voyant les progrès qu'a faits la fièvre jaune dans les dernières années, n'est-on pas involontairement porté à craindre qu'elle ne franchisse les limites de son origine, et n'étende la sphère de ses ravages à toutes les contrées soumises à des conditions météorologiques favorables à son développement ?

On rencontre la fièvre jaune à l'état sporadique, en toutes saisons, sur les côtes du golfe du Mexique et de la mer des Antilles. Cependant, elle perd beaucoup de son intensité pendant l'hiver de ces contrées, et y cesse même complétement alors comme épidémie. En dehors des tropiques, elle ne sévit que dans les plus fortes chaleurs. Ainsi, en étudiant, sans opinion préconçue, l'origine des diverses invasions de fièvre jaune, on reconnaît qu'un foyer d'infection maritime et une température élevée sont les conditions indispensables de son développement. Sans exception, il faut une chaleur longtemps soutenue de 25 à 30 degrés pour créer un foyer d'infection. Une fois formé, il persiste quelque temps encore avec une température un peu plus basse, mais jamais pourtant au-dessous de 20 degrés ; l'humidité ne joue qu'un rôle insignifiant dans la production de cette redoutable maladie. Propagée ou du moins entretenue par la chaleur intense, la fièvre jaune s'arrête invariablement quand la température s'abaisse à zéro. Dans la terrible épidémie de 1837, à la Nouvelle-Orléans, des coups de vent du nord, survenus au commencement de novembre, ayant donné lieu à un froid piquant, la maladie cessa comme par enchantement. « Le vomissement noir, dit de Humboldt, est un fléau qui ne se fait sentir que sur les côtes. Cela est si vrai, que les plaines de l'intérieur sont un abri contre la fièvre jaune pour l'Européen qui se rend dans le nouveau monde. » Suivant tous les observateurs, cette maladie borne ordinairement ses ravages au littoral de la mer et aux villes où il y a des mouillages. A deux milles seulement de distance de la côte, on n'a rien à craindre de la fièvre jaune, même à la Vera-Cruz. Suivant le docteur don Perez, il suffit à un Européen nouvellement débarqué de s'établir, même à vingt pas de la Havane, pour être préservé. Le docteur Waddle assure, de son côté, que, depuis 30 ans qu'il exerce la médecine dans la colonie de Demerary, il n'a jamais vu le *vomito* s'attaquer aux Européens qui habitent la campagne. Les docteurs Blair, Kirsch et Lallemand ont fait la même remarque. « Quand le sol s'élève rapidement, dit ce dernier, quand un terrain montagneux se présente, la fièvre jaune, suivant une observation générale, se trouve arrêtée comme par une barrière infranchissable. Des individus isolés, qui ont séjourné au milieu d'un foyer, peuvent bien emporter le germe avec eux, en s'élevant de la plaine à des hauteurs variables, et même à une grande distance du lieu infecté, et y être attaqués avec plus de violence qu'ils ne le seraient au lieu même de l'épidémie; cependant, à ces hauteurs, la fièvre jaune ne s'étend jamais aux masses. » Pendant l'épidémie de Lima, un grand nombre d'habitants de la Cordillère, contractèrent la fièvre jaune dans cette capitale, et succombèrent, soit en route, soit de retour dans leurs foyers, sans cependant la propager à ces hauteurs. Malgré la prétendue immunité des indigènes, les Mexicains qui descendent des plateaux à la Vera-Cruz, en temps d'épidémie, en sont plus promptement et plus invariablement frappés que les Européens qui y débarquent après une longue traversée. On donne pour raison de ce contraste, que les premiers passent rapidement d'un climat relativement frais à un climat très-chaud, tandis que la transition n'est pas aussi forte pour les seconds, naviguant depuis plusieurs jours sur la mer tropicale. Nous citerons plus loin quelques exemples exceptionnels de *vomito* dans l'intérieur des terres, et nous verrons quelles conséquences on peut en tirer relativement au mode de communication.

Des causes de la Fièvre jaune.

C'est en étudiant la fièvre jaune à son foyer permanent, qu'on peut espérer en surprendre la cause réelle, par l'évidence même de cette action. Une endémo-épidémie n'éclate spontanément que dans les ports, dans les villes maritimes qui n'ont pas de quais, et dont les maisons, souvent bâties en bois, s'élèvent sur le rivage. A la Vera-Cruz, comme à la Havane, au Port-au-Prince et à Carthagène, le flux et le reflux amène et laisse sur la plage des eaux croupissantes chargées d'un limon formé par des animalcules putréfiés. Il s'agit donc ici d'émanations putrides et d'une intoxication pareilles à celles des marais ; elles n'en diffèrent que par l'intensité de l'action, et la formation du marais par la mer. Du reste, quoique la Vera-Cruz soit assise sur un terrain sec et sablonneux, elle est dans une plaine basse et environnée de marais très-malsains ; les fièvres paludéennes, des types les plus graves, sont également fréquentes à Tampico, dans le Yucatan, à la Havane, etc.

Que la fièvre jaune soit le produit d'un empoisonnement miasmatique, personne ne le conteste ; mais ce que l'on ignore totalement, c'est la nature de l'agent morbifique. Les miasmes des marais, ceux de la fièvre jaune, de la peste et du choléra sont des causes occultes ; néanmoins, sans être appréciables aux sens comme les poisons et les virus, ces causes s'imposent à la raison et se révèlent par leurs effets.

Ainsi que M. Roche le fait parfaitement remarquer, partout où la fièvre jaune se déclare, il existe donc un foyer d'infection maritime, sans lequel jamais elle ne se développe et ne se propage. Dans les mêmes contrées et sous la même température, les marais de l'intérieur des terres donnent lieu à des fièvres intermittentes, tandis que les marais des bords de la mer, et les ports mal curés engendrent la fièvre jaune ; le foyer d'infection produit le miasme, la chaleur lui donne le degré d'activité nécessaire à la production des maladies. Enfin, comme le miasme des fièvres paludéennes, celui de la fièvre jaune ne s'élève jamais à la hauteur de cinq à six cents mètres au-dessus du niveau de la mer (1).

Il est permis d'être profondément étonné de ne pas voir la fièvre jaune se développer dans certaines contrées soumises, en apparence, aux mêmes conditions d'insalubrité et à la même température que les lieux où elle est endémique. Pourquoi ne l'observe-t-on pas par exemple à l'île de la Réunion, à Maurice, dans l'Océanie, à Canton, dans les ports de la mer Rouge, sur le littoral du golfe Per-

(1) Roche, Dictionnaire de médecine et de chirurgie pratiques, t. xv, p. 414.

sique, en Égypte, à Constantinople, etc. ? Si, comme on peut le croire, le choléra a pris naissance dans les marécages formés par le Gange, et la peste en Éthiopie et la Haute-Égypte par suite des inondations du Nil, il faut reconnaître une spécificité dans l'agent pathogénique de chacun des trois fléaux, quoique la nature différente de ces agents nous échappe. Mais il ne répugne pas davantage à la raison d'admettre cette spécificité distincte que celles de la variole, de la rougeole, de la scarlatine, que personne ne conteste et ne confond.

Aux deux causes déjà signalées, un foyer d'infection maritime, et une température persistante de 25 à 30 degrés, il faut en ajouter une troisième, l'encombrement. C'est dans les ports de mer les plus fréquentés, ouverts au commerce du monde entier, c'est dans les cités populeuses et à bord des vaisseaux que la fièvre jaune éclate ; les troupes de terre et de mer fournissent à l'épidémie le plus grand nombre de victimes ; en 1801, elle décima l'armée française à Saint-Domingue et enleva son brave commandant, le général Leclerc. La fièvre jaune était inconnue, dit-on, avant la découverte de l'Amérique ; elle n'existait ni à la Vera-Cruz, ni à la Havane, ni à Carthagène. Ce fut en 1493, à l'époque de la seconde expédition de Colomb qu'elle fit son apparition ; depuis, on a signalé 274 épidémies, dont M. Moreau de Jonnès a publié la relation. Ainsi que M. Jourdanet le fait observer, autrefois Campêche, port principal de Guatemala dans le Yucatan, était la ville désignée par la couronne pour l'embarquement de certains produits de la Nouvelle-Espagne ; les étrangers y affluaient alors, et l'insalubrité n'y était pas moins grande que ne l'est aujourd'hui celle de la Vera-Cruz ; cependant, depuis qu'il ne s'y trouve plus un grand nombre d'étrangers non acclimatés, les épidémies de *vomito* en ont disparu.

A la spécificité de la cause, l'infection des ports du golfe du Mexique et du littoral des Antilles, il faut ajouter la spécificité de la nature et des symptômes de la fièvre jaune. M. Bouchardat établit une communauté de rapports entre cinq grandes maladies : choléra, fièvre jaune, fièvre typhoïde, typhus fever et peste d'Orient; on ne saurait méconnaître, dit ce savant, que les unes et les autres se sont montrées dans divers lieux, dans divers temps, sous forme d'épidémie redoutable ; mais il existe un caractère commun d'une bien autre importance : c'est la modification profonde imprimée à l'économie par une première attaque, modification telle, qu'on est pour ainsi dire préservé d'une nouvelle atteinte de la même maladie (1). Ce caractère modificateur n'est pas commun seulement aux cinq maladies indiquées par M. Bouchardat, on doit l'étendre à la variole, à la rougeole, à la scarlatine, à la coqueluche, et sans doute à plusieurs autres affections ; cependant, ces maladies diffèrent sous les autres rapports, nature, symptômes, et, par suite, par le traitement.

Nature et symptômes de la Fièvre jaune.

Il s'est rencontré des médecins, Rochoux, par exemple, qui n'ont vu dans la fièvre jaune qu'une gastrite très-intense ; mais, quelle que soit l'intensité de cette dernière

(1) Académie de médecine. Séance du 22 septembre 1857.

maladie, elle n'a jamais néanmoins, suivant la juste remarque de M. Bouillaud, offert les symptômes caractéristiques de la fièvre jaune, l'ictère et le vomissement noir. D'après M. Catel, médecin en chef à la Martinique, l'épidémie qui éclata dans cette colonie en octobre 1838, y exerça ses ravages pendant une année. Les vents du sud et du sud-ouest exerçaient une influence pernicieuse sur l'intensité du mal ; lorsqu'ils soufflaient avec force, la fièvre jaune attaquait un grand nombre d'individus et revêtait un caractère très-grave. Si au contraire le vent passait à l'est ou au nord, la maladie ne présentait plus que des symptômes d'une simple gastro-entérite. Aussi regardait-il la fièvre jaune comme une gastro-entérite, exaspérée par des causes météorologiques insolites, et ne différant, que par le degré, des fièvres automnales. Ce médecin traita 1,202 malades à l'hôpital de Saint-Pierre, par la méthode anti-phlogistique énergique ; chez les hommes robustes, il tirait en une seule fois jusqu'à 2 kilog. de sang. Il ne perdit que 150 malades, soit, 1 sur 8 environ. Cette épidémie atteignit indistinctement les créoles, les acclimatés, les mulâtres ; les enfants nés dans la colonie ne furent même pas épargnés ; mais la fièvre se montra chez eux d'une grande bénignité. A ces caractères particuliers et surtout au succès du traitement employé, on se prend à douter que M. Catel ait eu affaire à une fièvre jaune véritable. La maladie fut considérée par d'autres médecins comme une épidémie de fièvres typhoïdes ou de gastro-intérites.

Personne n'oserait soutenir que la fièvre jaune soit une fièvre intermittente ordinaire. Celle-ci se rencontre dans les climats tempérés aussi bien que sous les tropiques ; celle-là, exclusivement propre à ces dernières régions, présente en outre les deux symptômes qui ne permettent de la confondre avec aucune autre affection, l'ictère et le vomissement noir. Les lésions organiques d'ailleurs sont diverses pour les deux maladies : l'hypertrophie splénique est caractéristique de la fièvre paludéenne, une lésion du foie accompagne presque constamment le *vomito negro*. Enfin, on peut être attaqué plusieurs fois de fièvre intermittente, tandis que la fièvre jaune offre le cachet de toutes les maladies spécifiques ; une seule atteinte préserve à jamais de toute atteinte nouvelle.

Toutefois, on ne saurait méconnaître certaines analogies entre les deux genres de maladies, le frisson initial en particulier. Chervin, et avec lui plusieurs observateurs, ont considéré la fièvre jaune comme appartenant à la famille des intermittentes et des rémittentes des pays chauds ; suivant eux, les différences ne consisteraient que dans l'intensité de la cause et la grande susceptibilité des sujets. Certaines épidémies ont permis même de constater une identité véritable. Il résulte d'un rapport du docteur Waring, qu'en 1820, à Savannah, les fièvres intermittentes se présentèrent de bonne heure, furent très-fréquentes ; puis, après avoir augmenté d'intensité, elles passèrent au type rémittent et bientôt après finirent par devenir véritables fièvres jaunes. Au déclin, l'épidémie suivit la même marche en sens inverse.

Aux Antilles et dans le golfe du Mexique, la fièvre jaune à l'état sporadique et dans sa première période, peut difficilement être distinguée des fièvres bilieuses rémittentes ou continues. Qu'on lise avec attention un rapport très-remarquable de M. le professeur Monneret, sur un mémoire de M. Dutrouleau, relatif à la fièvre bilieuse grave des climats intertropicaux, et l'on reconnaîtra l'analogie, sinon l'identité, de cette maladie avec la fièvre jaune ; elles ne diffèrent que par le degré (1). On peut se demander enfin, si le miasme producteur du *vomito* ne se mêle pas à toutes les affections qui se produisent au foyer où il prend naissance. « Depuis longtemps, dit M. Jourdanet, j'ai la ferme conviction, fille de l'expérience, que toutes les maladies qui empruntent leur étiologie à un empoisonnement miasmatique, et qui attaquent les étrangers nouvellement arrivés dans les ports à fièvre jaune, les préservent des autres maladies. Il faut bien qu'il en soit ainsi, car j'ai vu des fièvres éphémères de quarante-huit heures mettre à l'abri de cette redoutable affection. J'ai vu des étrangers préservés de la fièvre jaune par des accès d'intermittentes simples, dont ils avaient été atteints peu de temps après leur arrivée. Toutefois, il est nécessaire que ces maladies aient pris leur origine dans une localité qui soit le siége permanent de l'endémicité amarille (2).

Il suffirait donc d'une simple fièvre d'acclimatement, gastrique ou bilieuse, d'une intermittente ordinaire, quelque légère qu'elle soit, pour mettre à l'abri du terrible *vomito*. C'est ainsi qu'une variole discrète préserve sûrement de la confluente, et que les affections spécifiques, telles que la rougeole et la scarlatine, peuvent se produire sous la forme la plus bénigne, comme avec les accidents les plus formidables. On pourrait très-rationnellement conclure de la remarque judicieuse de M. Jourdanet, que les divers états pathologiques observés à la Vera-Cruz sont le produit d'une même infection, dont la fièvre jaune

(1) V. *Union médicale*; 3 septembre 1858.

(2) Ouvrage cité, p. 154.

représente la plus haute expression. Il s'agit là d'une question de faits très-délicate et très-importante, que l'observation a seule le droit et le pouvoir de résoudre. Elle explique la sagesse du conseil donné aux nouveaux émigrants, d'arriver aux colonies hors des temps d'épidémie et dans la saison où règnent les maladies les plus bénignes.

Nous n'admettons pas les distinctions subtiles qu'on a voulu établir entre la fièvre jaune et le typhus amaril; celui-ci, suivant Rochoux, aurait le caractère contagieux, et celle-là en serait privée; en réalité les deux maladies n'en forment qu'une seule. Les distinctions entre la fièvre jaune et le matlazahuatl ne nous paraissent pas mieux fondées : la première, dit-on, n'attaque guère que les Européens non acclimatés, tandis qu'elle épargne les nègres et les créoles. Le second a des symptômes qui ressemblent d'une manière frappante à ceux du *vomito*, avec cette seule différence que ce dernier ne règne que sur les bords de la mer, tandis que l'autre s'étend des côtes à l'intérieur des terres. On prétend que le matlazahuatl épargne les blancs et les créoles, et sévit exclusivement parmi les Indiens. S'il faut en croire Torquemada, cette épidémie, dans sa première apparition en 1545, enleva 800,000 Indiens, et dans la seconde, en 1576, 2,000,000. Ces subtilités reposent sur des erreurs d'observation.

Quoique les auteurs ne s'accordent pas dans les descriptions qu'ils donnent de la fièvre jaune, tous cependant sont unanimes sur quelques points et sur les symptômes essentiels. La maladie débute ordinairement le matin, après une nuit inquiète, par un frisson plus ou moins prolongé alternant avec une chaleur âcre; il existe avec ce frisson une céphalalgie frontale accompagnée d'un grand abattement et de douleurs dans les lombes et les membres inférieurs.

Les conjonctives sont injectées, les yeux étincelants, la figure animée, quelquefois pâle, la peau sèche, la langue épaisse, limoneuse, jaunâtre, la soif vive. La région épigastrique est tendue, très-sensible, l'hypochondre droit gonflé, douloureux. Il survient des éructations, des nausées et des vomissements de mucosités bilieuses plus ou moins foncées. Constipé au début, le malade est pris bientôt de coliques avec selles muqueuses, noirâtres, infectes; les urines, brunes et fétides, mais rares, se suppriment parfois complétement. La respiration est anxieuse, entrecoupée, le pouls fréquent; après les premiers vomissements, il devient petit et inégal. Cette première période est marquée souvent par des épistaxis.

Quand ces symptômes se manifestent, particulièrement chez un nouvel arrivant et dans une localité sujette à l'infection, quel médecin hésiterait à diagnostiquer la fièvre jaune? Et cependant, en dehors des temps d'épidémie, traitée énergiquement au début, les progrès de la maladie seraient enrayés, et l'on guérirait au moins 9 fois sur 10. Mais aussitot surgiraient des doutes : on se demanderait si l'on a réellement affaire au *vomito negro*, ou bien à quelque fièvre d'acclimatement. Toutefois l'examen de la localité suffit pour dissiper l'incertitude ; dans les foyers d'infection, toute fièvre bilieuse, toute rémittente, ou double tierce, toute affection caractérisée par les symptômes précédents, peut, après 2, 3, 4, 5 jours de durée, se convertir en fièvre jaune très-caractérisée ; dans quelques cas même, la mort survient avant l'ictère et le vomissement noir.

Dans la seconde période, l'ictère se produit; la couleur jaune, plus ou moins foncée, commence par la conjonctive et s'étend successivement à la face, au cou, à tout le tronc, aux membres supérieurs. Les vomissements deviennent plus fréquents ; ils sont caractérisés par une matière noire mêlée à des mucosités, et d'une odeur gangréneuse ; les mêmes matières noires et fétides se rencontrent également dans les selles. En même temps, le ventre se ballonne davantage, les urines se suppriment, la bouche se sèche, le pouls s'affaiblit et devient intermittent, l'anxiété et les douleurs augmentent, les traits sont profondément altérés.

A la troisième période, tous les symptômes s'aggravent : un sang noir suinte à la surface des muqueuses et s'épanche en larges plaques entre les muscles et sous le derme. Il survient des hoquets, des lypothymies, le refroidissement des membres, des mouvements convulsifs, une odeur cadavérique de tout le corps, la petitesse du pouls, le délire et une prostration voisine de la mort.

La fièvre jaune est donc caractérisée par ces deux symptômes pathognomoniques : l'ictère et le vomissement noir ; sa durée est de 2 à 8 jours ; c'est du 4e au 5e jour que périt le plus grand nombre de malades ; la modération des symptômes après le 7e jour est l'indice d'une terminaison favorable.

Altérations pathologiques et mortalité de la Fièvre jaune.

Les altérations pathologiques qui s'offrent après la mort sont l'exsudation d'un sang noir et filtrant à la surface des muqueuses, à l'intérieur des cavités, dans le tissu des organes, ainsi que de nombreuses ecchymoses, qui, outre la coloration jaune de la peau, forment sous cette membrane des teintes brunes ou jaunâtres suivant la dose plus ou moins récente de l'épanchement. La rate est rarement augmentée de volume, et souvent ramollie comme les autres organes. Dans toutes les épidémies, on a constaté un changement dans la coloration du foie; la même remarque a été faite par M. Louis à Gibraltar. Ce savant observateur trouva la couleur de cet organe constamment altérée, de manière qu'il offrait tantôt une teinte beurre frais, paille, café au lait clair; tantôt une couleur jaune gomme-gutte, moutarde, orange ou olive. Ainsi, indépendamment de la matière noire, la seule lésion appréciable est *l'altération de la couleur du foie; elle doit être considérée par cela même comme le caractère anatomique essentiel de la fièvre jaune* (1). Toutefois, ainsi que M. Louis le fait très-justement remarquer, la fièvre jaune n'est ni une gastrite, ni une fièvre typhoïde, ni une hémorrhagie, et quoique le foie soit principalement et essentiellement affecté, on ne saurait considérer la fièvre jaune comme une maladie de cet organe, le changement qu'il présente ne pouvant rendre compte du mouvement fébrile et de la terminaison funeste. Ces accidents ne sauraient s'expliquer que par une altération du système nerveux due à un empoisonnement du sang. Chose remarquable! c'est à une cause sembable que le choléra est attribué, avec cette différence essentielle, que dans celui-ci la partie séreuse de ce liquide s'échappe par la muqueuse intestinale, tandis que dans la fièvre jaune ce sont les parties solides et surtout le cruor qui exsudent des vaisseaux sanguins à l'intérieur de tous les organes.

La mortalité occasionnée par la fièvre jaune varie sui-

(1) Mémoires de la Science médicale, t. II, p. 136.

vant les lieux et l'intensité des épidémies, en raison aussi des dispositions individuelles. Dans les circonstances les plus bénignes, on ne compte parfois qu'un décès sur dix malades. Mais comment établir des statistiques rigoureuses, quand on voit M. Jourdanet faire la déclaration suivante : *Je n'oserais affirmer, dit ce médecin, que tous les malades qui guérissent aient réellement été atteints du vomito.* D'ailleurs, la partialité bien connue des observateurs intéressés enlève à toute statistique une partie de sa valeur. En 1821, la municipalité de Barcelone porta le chiffre des décès à 9,730, nombre beaucoup amoindri, suivant Pariset, qui le porte à 20 ou 22,000. L'hôpital du séminaire reçut 1,332 malades, sur lesquels 1,265 succombèrent. De 79 malades admis au lazaret de Nazareth, il en périt 55; l'épidémie de Malaga, en 1741, enleva 3,000 personnes selon le docteur Rubio, et 10,000 selon le docteur Barca. Il ne resta à la Barcelonnette que 3,500 individus, 1,232 moururent; ces chiffres peuvent faire juger des autres. Les ravages que la fièvre jaune fait tous les ans au Mexique sont affreux, dit Chervin; les cinq sixièmes des personnes attaquées succombent quelquefois (1). En 1804, du 8 octobre au 20 décembre, Écija perdit 3,802 malades sur 20,000 habitants. A Séville, en 1819, sur 346 malades, on n'en sauva que 129. L'épidémie de 1804, à Carthagène, enleva 11,445 personnes sur une population de 33,322. Dans la même année, elle occasionna 45,000 décès dans les cinq royaumes de Grenade, de Valence, de Cordoue, de Séville et de Murcie. Celle de la Nouvelle-Orléans, en 1837, fit 3,000 victimes parmi 11,000 individus non acclimatés. La mortalité des épidémies qui ont régné pendant quatre années à la

(1) Séance de l'Académie de médecine, 4 décembre 1838.

Basse-Terre a été très-diverse ; suivant M. Dutrouleau, on compta :

En 1852, 14, 4 décès sur 100 malades.
En 1853, 31, 1 décès sur 100 malades.
En 1854, 46, 2 décès sur 100 malades.
En 1855, 43, 4 décès sur 100 malades.

En 1821, sur 5,000 habitants restés à Tortose, 2,356 périrent. Le médecin qui osa le premier prononcer le nom de fièvre jaune, fut assommé à coups de pierres ; les docteurs Cols et Galindo, qui donnèrent des soins aux malades au début de l'épidémie, succombèrent eux-mêmes. Suivant le docteur Barry, du 15 août au 25 décembre 1828, le nombre des malades à Gibraltar fut de 5,543, et celui des morts de 1,631. Dans l'épidémie de Lisbonne, en 1857, du 9 septembre au 24 décembre, date de l'extinction du fléau, les hôpitaux reçurent 5,161 malades, sur lesquels il en périt 1,932, soit une proportion de 37,43 pour 100. On voit, d'après ces chiffres, combien est grave une maladie qui enlève plus d'un tiers de ceux qu'elle frappe ; les résultats connus ne permettent pas de décider encore si la fièvre jaune est plus meurtrière au foyer où elle prend naissance, ou bien dans les contrées d'Europe où, suivant nous, elle est importée.

L'âge viril et la jeunesse prédisposent plus à la fièvre jaune que la vieillesse et l'enfance. Dans toutes les épidémies, les hommes sont frappés en plus forte proportion que les femmes. A Lisbonne, en 1857, on compta parmi les malades 4,043 hommes et seulement 1,118 femmes ; 31 enfants au-dessous de 11 ans figurèrent parmi les malades et 7 succombèrent. Dans l'épidémie de Rio-Janeiro, en 1850, le docteur Pimontel donna des soins à 840 malades, 780 hommes et 60 femmes seulement; 668 étaient étrangers, 172 Brésiliens. On pourrait inférer de ces faits, peut-être, que la fièvre jaune s'attaque de préférence aux constitutions robustes; il nous paraît plus vraisemblable, qu'elle choisit ses victimes parmi les hommes livrés aux excès de tous genres et particulièrement à l'abus des boissons alcooliques, des substances hydrocarbonées et des aliments de calorification qui surexcitent le foie. Néanmoins, on peut citer quelques exceptions remarquables; beaucoup d'enfants furent frappés pendant l'épidémie de Gibraltar; en 1817, le plus grand nombre des natifs de Charlestown, atteints de fièvre jaune, étaient des enfants au-dessous de l'âge de 6 ans. Benjamin Rush dit, en parlant de l'épidémie qui ravagea Philadelphie en 1793, qu'elle frappait les enfants à l'égal des adultes, tout comme leur fièvre bilieuse annuelle (1). Ainsi, ni l'âge ni le sexe ne préservent d'une manière absolue de la fièvre jaune. En général, cependant, elle n'attaque ni les créoles, ni les acclimatés, ni les Indiens, ni les noirs. L'acclimatement est acquis à tous ceux qui sont nés entre les tropiques, ou qui ont habité pendant deux années consécutives les régions équinoxiales. L'épidémie de Cadix respecta même les nègres et les garnisons qui avaient séjourné aux colonies. Toutefois, dans les épidémies violentes, Blair n'admet aucune immunité. Suivant Chervin, des individus qui habitaient les colonies depuis douze ans n'en ont pas moins été victimes de la fièvre jaune; en 1819, deux enfants créoles de Port-au-Prince succombèrent aux atteintes de cette maladie; il a vu lui-même en 1816 une créole, qui n'avait jamais quitté la Guadeloupe,

(1) It affected children as well as adults, in common with our annual bilious fever. — V. An account of the bilious remitting yellow fever, p. 159.

être enlevée par l'épidémie régnante. On prétend même qu'en 1819, des officiers qui avaient déjà payé leur tribut à la fièvre jaune, furent frappés d'une nouvelle attaque à la Jamaïque et y succombèrent. L'épidémie qui sévit à la Nouvelle-Orléans pendant l'été et l'automne de 1858 n'épargna ni les acclimatés, ni les créoles et fut également fatale à beaucoup d'enfants. Le docteur O'Halloran rapporte qu'en 1825 et 1826, un nombre considérable de nègres furent atteints; le docteur Grièves fit la même observation à Antigoa. En 1822, trois nègres employés à nettoyer la cale de la frégate *the Pyramus* contractèrent le vomito. A la Barbade et à Tabago, les nègres ne furent pas exempts de l'épidémie qui y régna en 1820; les docteurs Fergusson, Lorillard, Dariste, Warren, Chishalm, Davidson, Pugnet, Caillot, Bally, citent des exemples pareils. Tout en consignant ces exceptions, on doit pourtant maintenir le principe de l'immunité en faveur des naturels et des acclimatés. Lorsque dans les épidémies violentes les créoles sont atteints, la maladie est plus bénigne pour eux que pour les étrangers, et ils en guérissent le plus ordinairement.

Mode de propagation de la Fièvre jaune.

Nous avons signalé les principaux foyers de la fièvre jaune; quant à son mode de propagation, cette maladie, née de causes locales, endémie manifeste, se communique bien évidemment dans un grand nombre de cas, sinon dans tous, par le miasme puisé au foyer d'infection.

L'agent pathogénique peut-il être transporté en dehors de son foyer et en créer de nouveaux? La fièvre jaune est-elle contagieuse, ou, en d'autres termes, peut-elle se communiquer d'homme à homme et quel est son mode de transmission? La contagion a compté et compte encore un grand nombre de partisans, parmi lesquels il suffit de citer Pariset, Audouard, MM. Bally, Moreau de Jonnès, Bertulus, Dutrouleau, Bouchardat, Trousseau, etc.; tandis que Gillkrest, Valentin, R. Wilson, et surtout Chervin, ont soutenu la thèse contraire. En 1857, l'Académie de médecine écouta avec faveur les membres qui cherchaient à réhabiliter la doctrine de la contagion; une commission de 18 membres, nommée sur les instances de Chervin, l'avait condamnée à l'unanimité, en 1828, par l'organe de Coutenceau son rapporteur. Cette versatilité des corps savants prouve une fois de plus qu'en général, les hommes n'ont pas d'opinion arrêtée, même sur les questions les plus importantes. Leurs décisions leur sont, pour l'ordinaire, inspirées par un homme à convictions fortes et raisonnées, et comme leur opinion est toute d'emprunt, elle change suivant les temps et la doctrine dominante.

La plupart des enquêtes, relatives à l'origine et à l'importation de la fièvre jaune, ont fourni des résultats contradictoires, et les mêmes preuves, les mêmes témoignages sont invoqués par les contagionistes et par leurs adversaires. On sait avec quelle facilité les hommes varient dans leurs appréciations, suivant la position des questions et le juge qui les interroge.

En Angleterre, deux *rapports du Conseil général de santé sur la quarantaine*, présentés, en 1853, aux deux chambres du Parlement par ordre de la reine, contiennent un vigoureux plaidoyer contre la contagion; ces documents, d'une haute valeur, auraient une autorité plus décisive encore, si on ne reconnaissait à chaque page le parti pris d'en nier l'existence et, par conséquent, d'abolir toute entrave au commerce. Tout le monde remarquera que la conviction des médecins anglais, très-consciencieuse sans doute, se trouve en accord complet avec l'intérêt britannique.

La discussion approfondie des opinions qui divisent les non-contagionistes et les contagionistes nous conduirait trop loin, et nous les résumerons en peu de mots. Parmi les premiers se rangent la plupart de ceux qui ont vu la fièvre jaune aux colonies, et, parmi les seconds, ceux qui l'ont observée sur le continent, ou qui, tout en n'en ayant pas été témoins, pèsent les faits dont ils savent tirer des inductions et des conséquences aussi sûres que le pourraient faire les témoins eux-mêmes. A la Havane, à la Vera-Cruz, à la Nouvelle-Orléans, personne ne croit à la contagion. On ne prend aucune mesure préventive contre la maladie; on se sert sans précaution des meubles et du linge des malades qui ont succombé. Mais ce sont les créoles et les acclimatés qui agissent ainsi; ils se savent à l'abri de la fièvre jaune. Ils voient d'ailleurs que la maladie règne exclusivement sur le littoral, qu'il suffit de s'avancer vers les terres, de s'élever sur quelques monticules pour se préserver du fléau; ils savent qu'un Mexicain du plateau, par exemple, y rapportant le germe du mal qu'il a puisé dans un séjour passager à la Vera-Cruz et venant à succomber, ne communique cependant jamais la maladie ni à la famille qui l'entoure, ni aux personnes qui lui prodiguent des soins. Témoins de ces faits journaliers, les créoles regardent la croyance à la contagion comme une crainte pusillanime et sans fondement.

Il serait d'ailleurs impossible de trouver une seule preuve valable en faveur de cette doctrine dans les foyers où la fièvre jaune est endémique. On est toujours en droit d'attribuer tous les cas qui se déclarent à l'air contaminé ainsi qu'aux miasmes répandus dans l'atmosphère. Nous pensons donc que c'est en dehors du foyer pathogénique, et même à de grandes distances de ce foyer, qu'il faut chercher des preuves plus convaincantes.

La fièvre jaune s'étant déclarée bien des fois à bord des vaisseaux qui avaient navigué dans le golfe du Mexique, on s'est demandé quelle était, dans ces circonstances, l'origine réelle de la maladie. Si l'on peut établir que les navires n'ont été en contact avec aucun autre foyer et n'ont pas touché terre, on en devra conclure qu'ils sont devenus eux-mêmes le foyer du mal. A l'appui de cette dernière opinion, on fait remarquer que les navires offrent plus ou moins les dangers de l'encombrement, que la cale contient ordinairement des eaux croupissantes ; que tantôt le bois vert employé parfois dans leur construction produit en se desséchant des vapeurs nuisibles, et tantôt les bois pourris donnent lieu à des émanations dangereuses; ce qui rendrait par suite les navires de véritables foyers maritimes, au même titre que les ports marécageux de la Vera-Cruz et de la Havane. En abordant, les bâtiments pourraient ainsi communiquer l'infection aux pays auxquels ils toucheraient; dans ce cas, les gens du port, les employés de la douane qui monteront à bord en seront toujours les premières victimes.

Nous ne nions pas absolument que la fièvre jaune n'ait pu se déclarer spontanément sur des navires en pleine mer; seulement, nous en demandons la preuve. Les exemples cités par MM. Laroche, M'Kinlay, Gillekrest,

J. Wilson, ne nous paraissent pas concluants, la plupart des navires qu'ils mentionnent ayant touché le littoral où règne habituellement la fièvre jaune. Ces savants devraient nous faire connaître les vaisseaux, venant d'Europe, qui ont contracté la fièvre jaune avant d'avoir abordé à quelque port d'Amérique. Nous ferons observer qu'elle ne se manifeste jamais à bord de ceux qui naviguent dans la Méditerranée, dans la mer Rouge, dans le golfe Persique ou dans la mer des Indes.

Entre plusieurs exemples qui se ressemblent presque tous, nous en citerons un seul pour montrer comment la fièvre jaune se développe et se comporte à bord des bâtiments, et quelles conclusions on peut en tirer. Dans un rapport, en date du 25 août 1857, adressé à l'amiral commandant la station des Antilles, on lit que, pour préserver son équipage de la fièvre jaune dès son arrivée dans le golfe du Mexique, le lieutenant de vaisseau Maudet, commandant de l'aviso à vapeur le *Tonnerre*, avait pris toutes les précautions suggérées par la prudence, et adopté une bonne hygiène. Les communications avec la Vera-Cruz furent réduites aux rapports strictement nécessaires pour le service, et les commissions confiées à des matelots créoles; aucun Européen ne toucha terre. La cale du bâtiment fut entretenue très-sèche. Du 18 au 23 juillet, l'équipage resta en parfaite santé; le *Tonnerre* avait jeté l'ancre, au sud de l'île Verte, à trois encablures et demie de la plage, pour se mettre à l'abri de toute émanation. Dans la nuit du 23 au 24, il survint un violent orage et une brise de l'ouest-nord-ouest venant de l'abattoir situé à un mille au sud de la Vera-Cruz; le lendemain 24, cinq personnes sont atteintes de la fièvre jaune. Le lieutenant Maudet appareille le 25 et se dirige vers la Nouvelle-

Orléans. Afin d'éloigner de l'entre-pont tout foyer de maladie, il fait transporter les malades dans un espace laissé libre par les nouvelles chaudières. Par cette sage mesure, il préserva l'avant du bâtiment; mais, malheureusement, l'autre partie fut envahie par l'épidémie, sans doute à cause de l'empressement avec lequel les officiers s'employèrent à assister les médecins dans les soins de tous les instants. Le 30 juillet, l'équipage comptait 13 malades, parmi lesquels se trouvaient le second médecin du bord, trois officiers et tous les domestiques; il fallut les déposer au lazaret du Mississipi. Malgré toutes les précautions, malgré l'assistance du docteur François Joubert, les cas se succédèrent avec un redoublement d'intensité, et le lieutenant lui-même fut atteint. Du 12 au 19 août, six personnes de l'équipage succombèrent. Le 19, on fit route pour la Havane, et dans un trajet de quatre jours, on en perdit trois autres, dont le chirurgien major Mongin, enlevé en 30 heures. En arrivant à la Havane, le nombre des morts était déjà de 25; il restait encore 13 malades qui furent envoyés au lazaret. A l'exception de trois personnes, tout ce qui dans l'équipage n'était pas créole paya le tribut à l'épidémie.

Quels enseignements faut-il tirer de l'exemple que nous venons de rapporter? Le *Tonnerre* était dans d'excellentes conditions de salubrité, quand il contracta la fièvre jaune devant la Vera-Cruz; on peut douter si elle fut importée sur le navire par le vent et l'orage qui survinrent dans la nuit du 23 au 24, ou bien, ce qui est plus probable, par les communications des gens de l'équipage avec la ville. Le bâtiment tout entier s'était trouvé exposé au vent pathogénique, et cependant le foyer infectant resta concentré dans le lieu où les malades furent déposés; les matelots de l'avant sont d'abord préservés. La maladie se communique aux personnes qui se mettent en rapport avec les fiévreux; ce sont les médecins, les officiers, les infirmiers. Si, dès le principe, les malades avaient été placés à l'avant, c'est de là probablement que seraient partis les rayonnements de l'épidémie. Ce fait ne prouve-t-il pas que les malades eux-mêmes sont le principe de l'infection ou plutôt de la contagion? Regarder le navire comme le foyer infectant, c'est reconnaître que les miasmes s'attachent au bois, aux cordages, aux meubles, aux vêtements. Les contagionistes peuvent se contenter de cette concession. Néanmoins, il restera toujours douteux pour des esprits non prévenus si, à bord des navires, la fièvre jaune est entretenue et propagée par les miasmes qui s'y reforment sans cesse et s'en dégagent, ou bien par des malades qui portent en eux le germe latent de la maladie, et se le communiquent de l'un à l'autre, jusqu'à ce qu'il soit épuisé ou qu'il ne rencontre plus d'individus prédisposés à la contracter.

Comment la fièvre jaune s'est-elle produite en Europe? S'y est-elle déclarée spontanément, y a-t-elle été importée des foyers où elle règne endémiquement? Et d'abord, il faut reconnaître que la fièvre jaune d'Europe est bien celle d'Amérique : symptômes, marche, léthalité, lésions cadavériques, tout est identique. Les non-contagionistes, Chervin en particulier, se sont efforcés de prouver qu'elle s'y déclare spontanément dans les mêmes conditions d'insalubrité qu'aux Antilles : un foyer d'infection maritime joint à une température exceptionnellement élevée. Mais citent-ils à l'appui quelques exemples d'épidémies, survenues dans des villes où ne seraient pas arrivés, quelque temps auparavant, des navires ayant fait relâche aux ports américains, foyers habituels de la maladie? Ils n'en produisent pas un seul. La fièvre jaune n'avait jamais paru à Barcelone avant 1821; elle fut importée en Catalogne par un convoi de 21 bâtiments partis au mois d'avril de la Havane où elle régnait, et qui entrèrent dans le port de Barcelone du 12 au 28 juillet; suivant les membres de l'Académie de Barcelone, l'existence de la fièvre jaune à la Havane en 1821 fut constatée par des documents authentiques qu'ils eurent sous les yeux; il faudrait une grande simplicité d'esprit, pour conclure de la netteté de la patente dont ces navires étaient porteurs, la non-existence de la fièvre à bord ; le convoi avait perdu plus de 20 hommes dans le trajet. D'après l'Académie de Barcelone, la maladie fut introduite dans cette ville par Narcisse Jové, employé de la douane, Gabriel Roma, sellier aux encans, P. Galieran, serrurier, qui l'avaient contractée à bord des bâtiments mouillés dans le port. Ce fut le vaisseau américain, *North-Carolina,* qui importa la fièvre jaune à Smyrne en 1825. Malgré les exhalaisons des égouts pendant les chaleurs, Cadix jouit d'une réputation de salubrité méritée; cependant, de 1800 à 1819, la fièvre jaune y a enlevé 67,130 personnes. Dans le siècle précédent, l'épidémie la plus meurtrière, celle de 1730, fut apportée par une embarcation américaine. En 1820, l'état sanitaire de cette ville n'offrait rien d'anormal, quand la fièvre jaune éclata tout à coup, après l'arrivée de la corvette le *Dauphin.* Une partie de l'équipage l'introduisit à Séville; puis elle fut communiquée à Puerto-Real par un charpentier qui avait travaillé à bord de cette corvette. Toutes les plaisanteries des non-contagionistes ne peuvent détruire ce fait important, que le navire suédois *Dygden*, venant de la Havane, importa en

1828 la fièvre jaune à Gibraltar. On voit donc que, à cause de ses rapports directs avec le Mexique et la Havane, l'Espagne est souvent la proie de ce fléau destructeur; il se déclare aux lieux où se rendent les bâtiments de commerce venant des ports infectés.

Les navires américains n'infectent pas, il est vrai, tous les ports où ils abordent, ce qui tient sans doute aux conditions propres à ces localités, qui ne prédisposent pas les habitants à contracter un mal contagieux. On voit souvent des steamers arriver dans les ports anglais, après avoir jeté à la mer plusieurs hommes morts en route, sans pourtant propager la fièvre jaune en Angletèrre. En 1853 cependant, plusieurs cas se déclarèrent à Southampton et répandirent l'alarme dans la ville. L'amirauté crut devoir établir une quarantaine qui fut bientôt reconnue inutile et supprimée. La France n'offre guère plus que l'Angleterre un sol propice à la propagation de la fièvre jaune; la corvette de charge, la *Fortune*, venant des Antilles, entra en rade à Brest le 7 septembre 1856. Le 1er août, deux jours après son départ de la Guadeloupe, la fièvre jaune avait éclaté à bord de ce bâtiment. Sur un effectif de 212 hommes, 118 furent atteints, 56 succombèrent. Le mal ne cessa ses ravages que trois jours après l'entrée de la *Fortune* en rade à Brest. Pendant la quarantaine, le pilote offrit des symptômes de fièvre jaune et guérit; 14 employés montèrent à bord; 2 d'entre eux, dont la maladie fut attestée par les médecins de la marine, Delattre, Quoy et Am. Lefebvre, y succombèrent. Aucune épidémie ne se déclara, grâce aux mesures prises, et surtout au climat (1).

(1) V. Rapport de Beau à l'Académie de médecine, 9 juin 1857.

Jusqu'en 1842, la fièvre jaune n'avait pas pénétré dans l'Amérique méridionale; la science peut expliquer difficilement comment, en communication continuelle avec la Havane, la Vera-Cruz et la Nouvelle-Orléans, elle avait joui pendant deux siècles de cette immunité, et pourquoi elle l'a perdue depuis un petit nombre d'années. Toutefois, il est bien démontré que la maladie fut importée à Guayaquil dans l'été de 1842, par le vaisseau la *Reine-Victoria*, venant de la Nouvelle-Orléans, où régnait la fièvre jaune, et que, disparaissant pendant la saison froide, elle reparut dans cette ville dans les étés de 1843, 1844 et 1845. Ainsi que M. le docteur Lallemand l'a parfaitement établi, il est prouvé avec plus d'évidence encore que l'invasion de la fièvre jaune à Bahia coïncide avec l'entrée dans ce port du brick américain *Brazil*. Ce bâtiment, parti de la Nouvelle-Orléans, et ayant touché à la Havane, entre dans le port de Bahia après avoir perdu deux hommes pendant la traversée; mais dissimulant ce fait, il n'est pas soumis à la quarantaine. Le 3 novembre, cinq personnes qui avaient été en relation avec le capitaine du *Brazil*, sont atteintes de fièvre jaune et meurent. Le 18 novembre, les navires voisins du *Brazil*, puis la ville et ses environs, en offrent plusieurs cas. Pendant l'épidémie de Bahia, un vaisseau français quitte ce port et se rend à Pernambuck, où il est reçu sans quarantaine, quoiqu'il eût perdu en route deux hommes de son équipage. Deux malades de ce navire conduits à l'hôpital y introduisirent la fièvre jaune, qui bientôt envahit aussi le port et la ville. Le Conseil sanitaire de Bahia, se fondant sur ce que le Brésil avait toujours été à l'abri de la fièvre jaune, inspira une fausse confiance en déclarant que l'épidémie actuelle était la fièvre ordinaire des pays tropicaux;

par suite, les navires sortis de son port furent reçus sans quarantaine à Rio comme à Pernambuck. Une épidémie ne tarda pas à s'y déclarer et pénétra même dans l'intérieur du Brésil, où, dès cette première apparition, elle fit 4,000 victimes. Suspendue pendant la saison froide, elle se réveilla deux fois au retour des chaleurs. M. Lallemand a fait remarquer que, pendant le règne de l'épidémie dans les localités voisines, la ville de San Luiz de Maranhao, autour de laquelle on établit un cordon sanitaire, fut entièrement préservée. Dans l'été de 1852, des émigrants allemands ayant la fièvre jaune à bord, l'importèrent à Callao et à Lima, d'où elle se répandit dans les autres ports du Pérou et du Chili. Ce fut le paquebot anglais *Prince*, arrivant de Rio-Janeiro avec la fièvre jaune, qui l'importa à Montevidéo. Repoussé d'abord de cette ville, ce paquebot fait voile pour Buenos-Ayres, qui refuse également de le recevoir; il revient une seconde fois à Montevidéo, et trois jours après son entrée dans le port éclate, de proche en proche, la terrible épidémie qui dépeupla cette ville.

A ces faits, suivant nous si frappants, que répondent les non-contagionistes? Ils nient, contre toute évidence, que les navires suspectés et arrivant des foyers infects, eussent la fièvre jaune à bord; ils soutiennent qu'il n'a pu exister aucune communication entre ces bâtiments et les ports où ils ont abordé, traitent de fables les preuves qui établissent le contraire, et les témoignages les plus authentiques; enfin, équivoquant sur des points douteux de doctrine, ils attribuent à l'infection des phénomènes et un mode de transmission qui impliquent évidemment la contagion. Toutefois, faisant bon marché des preuves et des raisonnements contraires, ils prétendent tous que la fièvre n'a été importée ni en Espagne, ni au Brésil, ni à Montevidéo, ni au Pérou, mais qu'elle s'est développée spontanément dans ces contrées, comme toutes les endémo-épidémies.

Indépendamment des faits qui nous paraissent établir la contagion, nous fournirons à l'appui une preuve qui n'a point encore été signalée, criterium infaillible, cependant, pour juger si la maladie est ou n'est pas d'importation étrangère. Tous les médecins ont signalé l'immunité presque absolue dont jouissent les créoles et les acclimatés. Eh bien, dans les épidémies de Bahia, de Pernambuck, de Rio-Janeiro, les Brésiliens sont atteints à l'égal des étrangers. Les nègres ne comptent pas moins de morts que les blancs. A Lima, la population péruvienne était si fortement frappée, que le congrès fut obligé de changer de résidence et qu'il s'établit à Chorillo. Dans l'épidémie de 1857, à Lisbonne, sur 3,195 nationaux atteints, 832 étaient nés dans la ville même, et parmi ces derniers, 386 succombèrent; c'est une mortalité de 46,39 pour 100. S'il est donc incontestable que la fièvre jaune épargne les naturels et les acclimatés dans les lieux où elle est endémique, ou si du moins elle se montre très-bénigne à leur égard, comment oser prétendre qu'elle est née dans les ports d'Europe? Si elle n'y était pas importée, elle ne s'attaquerait pas aux indigènes qui sont de véritables acclimatés, population même moins nomade, plus fixe que celle des colonies. Si donc rien de semblable n'a lieu, si la fièvre jaune d'Europe prend ses victimes parmi les habitants des villes où elle règne, Cadix, Barcelone, Gibraltar, Lisbonne, etc., on doit rigoureusement en conclure que la maladie provient d'une source étrangère.

On a dû remarquer que la fièvre jaune ne se répandait pas des lieux où elle est endémique, de la Vera-Cruz et de la Havane par exemple, aux campagnes les plus proches. Importée, elle affecte souvent une autre marche. Dans le Brésil, au Pérou et en Espagne, on l'a vue gagner l'intérieur des terres. Comme la plupart des maladies contagieuses, la fièvre jaune est parfois plus meurtrière dans les contrées nouvelles où elle pénètre qu'à son foyer même. Sa nature contagieuse devient souvent alors plus manifeste encore. En 1800, l'épidémie de Xérès, qui enleva 14,000 habitants, y fut apportée suivant le témoignage du docteur Ferran, comme de tous les médecins, par des personnes qui, fuyant de Cadix où elle régnait, vinrent s'y réfugier. Elle fut très-meurtrière dans les parties basses et populeuses de la ville ; les familles riches, qui se trouvaient au milieu de ce foyer de mort, partagèrent le sort de leurs voisins, malgré leurs précautions, insuffisantes sans doute, puisque la prison où se trouvaient cent dix personnes, et qui était parfaitement isolée, resta à l'abri de l'épidémie. Ce fut après leur évasion seulement que plusieurs détenus furent atteints. Pariset fait observer que la violation des règles d'hygiène ajouta immensément aux désastres. Les caveaux des églises regorgeaient de morts; on y respirait un air empoisonné ; d'un autre côté, les fosses creusées dans le cimetière n'avaient pas la profondeur convenable.

En Espagne, plusieurs autres villes de l'intérieur furent décimées par la fièvre jaune; le 8 octobre 1804, Écija, avons-nous dit, perdit 3,802 personnes. Un religieux de Saint-François importa l'épidémie à Montilla; elle fut introduite à la Rambla par Alphonse Necto, arrivant de Malaga où il en avait puisé le germe. Quoique située sur un roc escarpé, la place forte d'Arcos de la Frontera fut ravagée par la fièvre jaune en 1800 et en 1804. Quelque peine que se donne Chervin pour atténuer la valeur de ce fait, il n'en est pas moins certain qu'à Asco, la première victime de la maladie fut un journalier du nom de Ignace-Baptiste, qui, douze jours auparavant, était allé à Tortose où régnait la fièvre jaune.

L'épidémie de Gibraltar nous fournirait, s'il en était besoin, un nouvel argument d'une grande force en faveur de la contagion. Ainsi que M. Trousseau le fait observer, cette forteresse est bâtie sur une roche calcaire, à 1,350 pieds de hauteur; on n'y trouve ni terre ni eau, par conséquent, aucun élément palustre. Au-dessous est le Champ-Neutre, plage sablonneuse au voisinage de la mer, où presque tous les habitants de Gibraltar s'étaient retirés sous des tentes. Parmi ces derniers, ceux qui vinrent à Gibraltar, soit de jour, soit la nuit, furent les seuls atteints. Il résulte de témoignages avérés, qu'un navire sur lequel régnait la fièvre jaune, était entré à Algésiras, et, qu'au moyen de contrebandiers, il s'était établi de fréquentes communications entre ce navire et Gibraltar.

Si l'on voit des navires infectés aborder impunément dans les localités mêmes qui, en d'autres circonstances, deviennent la proie du fléau, on ne saurait en inférer la non contagion; mais on peut en conclure, que la maladie n'a point rencontré les conditions actuelles nécessaires à sa propagation. Comme tout germe, elle a besoin de trouver une terre propice et bien préparée : « Si les faits négatifs, dit Pariset, prouvent contre la contagion, ils prouvent plus fortement encore contre l'infection; plus fortement, dis-je, car étant donnés des lieux tels qu'Espejo, Ronda, Espera, Arcos, qui sont les plus sains de la terre, étant donné des lieux où le vomissement noir ne saurait naître spontanément, s'il est démontré qu'il n'y paraît que parce qu'il y est importé, et s'il est démontré qu'il s'y communique, ne fût-ce qu'à un seul homme, je dis que voilà un fait de transmission positif, contre lequel des milliers de faits négatifs ne peuvent prévaloir. » Nous concluons donc avec ce savant, que la fièvre jaune d'Espagne est éminemment contagieuse, et que, suivant toutes les probabilités, elle se transmet par les hommes, par les effets usuels, par les marchandises et, enfin, par l'air qui environne ces objets à une assez forte distance. Plusieurs médecins admettent même qu'après avoir régné dans une contrée, la fièvre jaune y laisse des germes qui peuvent faire explosion après un temps plus ou moins long, lorsqu'ils trouvent des conditions favorables à son développement. En 1801, un régiment arrive à Cadix dans une caserne où l'épidémie avait fait des ravages l'année précédente : sur 1,200 hommes, 800 périrent de la fièvre jaune, sans qu'elle se propageât à la ville. La plupart des médecins espagnols qui ont vu les faits de près partagent l'opinion de Pariset. Cependant, trois médecins de Malaga qui, le 27 septembre 1821, s'étaient inscrits, avec vingt-sept de leurs confrères en faveur de la contagion, revinrent quelques jours après sur leur signature ; ces médecins, dit Pariset, étaient ceux qui ne se montraient dans la ville que pendant le jour, n'y venaient que deux ou trois fois par semaine, et se tenaient le reste du temps à la campagne. Les membres de l'Académie de médecine pratique de Barcelone sont, il est vrai, peu favorables à la contagion : nous ne connaissons, ajoutent-ils, que trois exemples qui constatent la transmission de la maladie à ceux qui les soignèrent ; encore faut-il ajouter que ces derniers ne la transmirent à personne. Le plaidoyer de M. Gillkrest contre la contagion n'introduit aucun fait nouveau en faveur de la doctrine qu'il soutient, et nous préférons consulter les opinions du Comité d'enquête nommé par le gouverneur de Gibraltar, sur l'ordre du ministre des colonies, sir George Murray, pour établir l'origine de la maladie. Ce comité était composé du docteur sir William Pym, président; de J. Howell juge; Chapman, colonel; Folla, lieutenant-colonel; W. Sweetland, capitaine du port; Broadfoot, médecin en chef; Barry, chirurgien d'état-major. Trois des membres étrangers à la profession médicale se prononcèrent pour une origine locale, le quatrième resta dans le doute. Mais les trois médecins, seuls véritablement compétents, se déclarent pour l'importation. D'après les fortes preuves fournies au comité, dit le président, que la première personne atteinte par la fièvre épidémique a été en rapport avec les bâtiments, mon opinion est que la maladie est d'origine étrangère, et que les causes locales ou atmosphériques n'ont eu aucune part à sa production; Gibraltar est un des pays les plus sains de l'Europe (1).

Sans admettre que la fièvre jaune soit par elle-même contagieuse, de Humboldt ne nie point que, dans quelques circonstances, elle ne puisse acquérir cette propriété. Comment des médecins accoutumés à voir les caractères et la gravité des maladies changer avec tant de rapidité, ont-ils pu prétendre que les lois de la contagion sont immuables, et que la fièvre jaune ne saurait être modifiée, suivant les lieux, le climat et la saison? Nous pourrions, cependant, rappeler ces exemples de sécrétions

(1) Second rapport sur la quarantaine, p. 162.

muqueuses, innocentes un jour, le lendemain contagieuses, le surlendemain cessant de l'être; le chien enragé mordant dix personnes, et ne communiquant la rage qu'à la moitié; ces enfants traversant sans être atteints une épidémie de rougeoles, puis contractant la maladie l'année d'après, et mille exemples pareils. Aussi ne contestons-nous point que l'amiral Gravina ait pu, en 1802, faire débarquer à Cadix 500 malades qui furent transportés à l'hôpital Saint-Juan-de-Dios, et ne communiquèrent à personne la fièvre jaune dont ils étaient atteints. Nous conviendrons également que la fièvre jaune, contagieuse une année, peut ne pas l'être dans d'autres. Toutefois, l'immunité d'une épidémie ne doit pas endormir la prudence pour les épidémies suivantes.

Chervin et les Anglais ont fait remarquer qu'il n'était survenu aucun accident chez ceux qui avaient pratiqué des autopsies, touché des malades et des morts. A Saint-Domingue, Bally et François voulant dissiper la crainte de la contagion, aidèrent souvent à transporter les malades d'un lit à l'autre et à les changer de linge. En 1816 et 1817, Chervin étant à la Pointe-à-Pitre, fit au moins 500 ouvertures de cadavres; Audouard pratiqua également un nombre infini d'autopsies, se blessa plusieurs fois avec le scalpel pendant qu'il avait les mains dans les humeurs putréfiées. Enfin, des nourrices atteintes du mal ont continué à allaiter leurs enfants; on a vu même ces malheureux sucer, sans en être incommodés, le sein de leur mère déjà privée de vie.

Si la Commission anglaise s'était bornée à prétendre que les personnes les plus exposées, telles que médecins, infirmiers, prêtres, ne contractaient pas plus souvent la maladie que d'autres, elle aurait fourni contre la contagion un argument qui ne serait pas sans valeur; mais en soutenant qu'elles avaient été moins souvent atteintes dans les épidémies, leur assertion ne peut inspirer confiance. Cette prétention d'ailleurs est-elle fondée? Parmi les 5,161 malades de l'épidémie de 1857, à Lisbonne, figurent 2,200 domestiques et 87 infirmiers. Le curé d'Asco, le curé de Tortose succombèrent; d'après le compte officiel de la municipalité de Barcelone, 19 médecins, 50 gardes-malades et 124 ecclésiastiques sont au nombre des morts; sur 76 matelassiers, il en périt 29. On sait enfin que des cinq médecins envoyés à Barcelone, Mazet succomba, et Bally fut très-gravement frappé.

Il est donc loin d'être prouvé, ainsi que les Anglais le prétendent, que dans les épidémies, la mort frappe proportionnellement moins souvent les médecins et les autres personnes en contact fréquent avec les malades. Si cette immunité existait, elle devrait d'ailleurs peu surprendre; on sait que la tranquillité d'esprit et le sentiment du devoir sont des préservatifs véritables. Pour nous qui avons connu personnellement la fermeté de caractère d'Audouard et de Chervin, nous comprenons qu'ils soient restés inébranlables au milieu des épidémies les plus meurtrières. La fièvre jaune n'est contagieuse que sous certaines conditions, tandis qu'il suffit d'une goutte imperceptible de virus, déposé sous l'épiderme avec la pointe d'une lancette, pour infecter l'économie et causer une prompte mort. On peut faire avaler impunément à certains animaux le curare et le venin des crotales. On a pu également toucher parfois les malades atteints de la fièvre jaune, s'imprégner de leur sueur et de leur sang, et déguster la matière des vomissements sans aucun résultat fâcheux. Il n'en est pas toujours ainsi : M. Bally pense que la fièvre jaune lui fut communiquée en tâtant le pouls de M. Schierano; en sortant de l'appartement, dit Pariset, M. Bally sentit tout à coup un prurit insupportable qui rampait le long du bord interne du doigt gauche, côté avec lequel il avait tâté le pouls (1). Les virus se transmettent par la peau dépourvue d'épiderme, et les membranes muqueuses privées d'épithélium; quant aux maladies miasmatiques, elles se communiquent exclusivement en respirant un air chargé de miasmes ou d'émanations délétères; celles de la fièvre jaune, très-appréciables à l'odorat, sont fournies par le foyer infectant, puis aussi par les excrétions des malades, l'air expiré, la sueur, les selles, les urines et la matière des vomissements.

Ainsi d'un côté l'infection, de l'autre la transmission de la maladie par les personnes atteintes elles-mêmes, sont les deux modes de propagation de la fièvre jaune. On l'a vue souvent, avons-nous dit, éclater en pleine mer à bord des bâtiments qui avaient séjourné dans les foyers accoutumés de cette endémie. On doit présumer que les miasmes, répandus dans l'atmosphère, s'attachent aux navires, et, à l'instar des ferments, y créent des foyers d'infection en viciant sans cesse l'air ambiant. Ce foyer se forme ordinairement dans la cale, le lieu le plus bas, et dont l'aération est toujours difficile. Cependant, tout vaisseau partant des ports à fièvre jaune, est nettoyé et fumigué avec soin; mais ces opérations peuvent ne pas être suffisantes pour détruire complétement les germes de la maladie. Lorsqu'on la voit éclater sur les navires qui offrent les meilleures conditions de salubrité, pourquoi n'admettrait-on pas qu'au lieu d'un foyer d'infection imaginaire, problématique, les passagers portaient en eux le

(1) Histoire médicale de la fièvre jaune de Barcelone, p. 49.

principe du mal qui s'est propagé aux hommes par contagion, tout en infectant le navire? Comment s'assurer que la fièvre jaune n'a qu'une transmission limitée quand, dans un lieu infecté, nous la voyons persister et se propager jusqu'à ce qu'il survienne un abaissement de température? On ne connaît pas le temps d'incubation de la fièvre jaune. Si parfois il est de vingt-quatre heures, de quelques jours seulement, comment ne pas reconnaître qu'il peut aussi s'étendre à quelques semaines, comme la rage, la rougeole, le bouton d'alep, le typhus, la fièvre intermittente?

Un fait récent, l'arrivée de l'*Anne-Marie* à Saint-Nazaire, présente aux observateurs un spécimen de tous les modes de propagation de la fièvre jaune, et confirme notre opinion sur la durée de l'action toxique du principe qui l'engendre. Partie de la Havane, qui était alors en pleine épidémie, le 12 janvier 1861, et montée par seize hommes d'équipage, cette goëlette eut plusieurs malades pendant la traversée ; l'un d'eux mourut le 5 et l'autre le 6 juillet. Mais en vue de Saint-Nazaire, les matelots étant en bonne santé et les décès remontant à plus de dix jours, l'*Anne-Marie* fut admise en libre pratique. Tout l'équipage quitte le navire, à l'exception du second qui, voulant présider au débarquement des marchandises, respire l'air de la cale, tombe malade et meurt de la fièvre jaune. Des journaliers employés au débarquement, onze sont frappés à leur tour, huit succombent, manifestement infectés soit par l'air de la cale, soit par les marchandises qu'ils avaient transportées. Voici maintenant des faits qui annoncent un autre mode de transmission : l'un des journaliers, domestique d'un cordonnier de Saint-Nazaire, rentrant le soir à son domicile, y tombe malade de la fièvre jaune qui se communique à sa femme, et frappe en même temps son maître qui succombe à cette attaque. Le docteur Chaillon est appelé de Montoir pour donner des soins à un autre journalier, tombé malade de la fièvre jaune à plusieurs kilomètres de Saint-Nazaire. Après sa visite, ce médecin, remontant à cheval, est pris de vertiges et de vomissements qui le forcent à s'arrêter sous un arbre, où il ne tarde pas à rendre le dernier soupir. Un troisième mode de transmission, qu'on peut appeler atmosphérique, vient enfin s'ajouter aux deux autres. Deux des paquebots placés à quelques encablures et sous le vent de l'*Anne-Marie*, le *Lorientais* et le *Cormoran*, ayant appareillé pour Lorient, eurent chacun, en arrivant dans cette ville, deux cas mortels de fièvre jaune parmi les hommes de leur équipage ; ils n'avaient eu aucune communication avec la goëlette infectée. Comme dernier enseignement de ce fait important, que nous nous abstenons de commenter, nous rappelons enfin que M. Mêlier, envoyé à Saint-Nazaire par le Gouvernement, fit établir un hôpital flottant pour y déposer et isoler les malades ; puis, avec son bon sens accoutumé, il décida la submersion de l'*Anne-Marie*. Ces deux mesures mirent fin à toute manifestation de nouveaux cas de fièvre jaune.

Traitement et prophylaxie de la Fièvre jaune.

La découverte de la vaccine peut faire espérer qu'on trouvera également quelque préservatif pour soustraire l'homme à quelques-unes des maladies les plus cruelles dont il est attaqué. Dès le mois d'octobre 1856, on a reconnu, il est vrai, l'inanité des inoculations pratiquées par le docteur Humboldt, et après l'annonce de succès imaginaires, on a vu que les inoculés n'étaient pas plus épargnés que les autres. Il ne faudrait pas cependant que le mépris déversé sur une tentative avortée détournât les esprits inventifs de recherches ultérieures.

Dans une maladie aussi grave et aussi rapidement mortelle que la fièvre jaune, il importe que le traitement soit prompt et énergique. On lui a opposé les méthodes curatives les plus diverses, déduites non de l'expérience, mais de systèmes et d'interprétations basés sur l'étiologie et la nature de la maladie. Dans les épidémies légères, tous les traitements ont eu leur jour de triomphe, pour échouer ensuite ; ce sont les désastres qui ont éclairé les praticiens. On comprend que les médecins accoutumés à ne voir que des gastro-entérites dans ces redoutables fièvres des pays chauds, aient conseillé des saignées abondantes et de tirer sans désemparer jusqu'à deux kilogr. de sang. La méthode antiphlogistique a été préconisée par Chervin, Catel et le célèbre Benjamin Rush. Don Fernando Ximenès, don Juan Ferran, don Francisco Florès traitèrent ainsi la fièvre jaune dans la péninsule ; on ne peut que gémir d'un fanatisme aussi aveugle et aussi dangereux. Le docteur Bélot, qui avait introduit à la Havane la pratique de saigner jusqu'à la syncope, et en avait obtenu de bons résultats dans une épidémie bénigne, obtint une autre fois, par un retour cruel, les plus funestes résultats de sa méthode.

Comment, dans une maladie signalée par l'adynamie, les hémorrhagies foudroyantes, le désordre du système nerveux et de toutes les fonctions, ose-t-on ainsi enlever le seul espoir de rétablir les forces et de ranimer la vie? On doit repousser la saignée, même modérée : les symptômes inflammatoires ne sont qu'apparents. Il faut s'abstenir avec non moins de rigueur de sangsues, de ventouses scarifiées, de vésicatoires. Les esprits les plus prévenus en faveur de la gastrite et de l'inflammation, sont néanmoins forcés de reconnaître dans la fièvre jaune un empoisonnement miasmatique, une maladie de toute la substance, du système nerveux cérébral et ganglionnaire en particulier. Le traitement institué dans ces vues a eu des effets beaucoup plus satisfaisants que la saignée, sans être jamais suivi de ces rechutes qui font douter si la médication n'a pas été plus funeste qu'utile. Voici celle que conseillent les médecins les plus expérimentés. On donne au début un vomitif composé de trois à quatre grammes d'ipécacuanha ; le lendemain, on administre 30 grammes d'huile de ricin qui sont parfois remplacés par le citrate de magnésie ou quelque autre sel purgatif. Les Anglais préfèrent le calomel à haute dose. Le docteur Wudermann (Journal américain des Sciences médicales, 1845) conseille la saignée au début, et puis de deux heures en deux heures, 50 centigr. de calomel, jusqu'à la salivation qu'il regarde comme la planche de salut. Mais, quoiqu'il prétende avoir traité ainsi 191 malades et n'en avoir perdu que 25, c'est-à-dire 1 sur 7, nous n'approuvons pas cette pratique. Toutefois, comme le calomel a une propriété altérante manifeste, afin d'utiliser ce précieux médicament sans avoir à redouter son action parfois irritante, nous engageons à en faire prendre de 5 à 15 centigr. quelques heures avant le purgatif. Si les symptômes nerveux prédominent, on doit se hâter, dès le jour même du vomitif ou du purgatif, d'administrer le sulfate de quinine, dont un grand nombre de médecins ont obtenu les plus heureux résultats. On le donne depuis 1 jusqu'à 3 et 4 grammes. Le docteur Lefort l'employa avec beaucoup de succès à la Martinique, le docteur Thomas, à la Nouvelle-Orléans, en 1837. Dans les cas d'adynamie prononcée, la décoction de quinquina, acidulée avec le suc de citron ou tout autre fruit végétal au goût du malade, doit être préférée au sel de quinine. La commission française de Barcelone conseilla d'administrer le quinquina en substance, à doses fortes et rapprochées le plus près possible de l'invasion. Des bains tempérés et courts, des frictions avec une eau fraîche et acidulée, produisent un bien-être constant. A ces moyens, on joint très-utilement des doses plus ou moins fortes de camphre, d'extrait aqueux d'opium, de laudanum de Sydenham, par la bouche et en lavement. Cette médication convient même à la période de l'ictère et de l'hémorrhagie, en associant aux toniques le perchlorure de fer, le ratanhia, le tannin, l'acide tartrique, c'est-à-dire les astringents les plus énergiques. Il y a vingt-cinq ans déjà, nous recommandions l'usage de l'huile, comme un de ces remèdes vulgaires et simples qui compte, dans toutes les épidémies et dans tous les lieux où règne habituellement la fièvre jaune, un grand nombre de guérisons. Nous ne prétendons certainement pas que l'organisme soit une éprouvette ; la vie, une opération physico-chimique continue et sans cesse renouvelée ; nous ignorons si dans la fièvre jaune l'huile, se combinant avec la bile sécrétée abondamment, forme avec ce produit une émulsion purgative ; si, l'entraînant dans l'intestin, elle l'empêche d'être absorbée, de circuler avec le sang, où la présence de cet agent excrémentitiel devient un poison pour tous les systèmes vivants. Nous

nous contentons de préconiser l'huile comme un purgatif doux, calmant et dépuratif, dont une longue expérience a prouvé l'efficacité. Une cuillerée à bouche mêlée au suc de citron et donnée toutes les deux heures, ainsi que le recommande M. Jourdanet, des lavements huilés administrés deux ou trois fois par jour, suffisent, dans quelques cas, pour procurer la guérison ou deviennent d'utiles auxiliaires du quinquina.

L'encombrement, avons-nous dit, est une cause active de propagation et d'aggravation pour toutes les épidémies ; la prudence commande donc de disséminer les malades. En 1803 et 1822, dit Pariset, la fièvre jaune parut dans le port de Barcelone et dans celui de la Corogne ; on la reconnut. Au lieu de disputer, on agit : on sépara les malades ; les deux villes furent préservées. Suivant le docteur Ferran, les habitants de Xérès se préservèrent de la fièvre jaune, en 1813, par la séquestration rigoureuse de cinq individus qui arrivèrent successivement de Cadix, lorsque déjà ils en étaient atteints. L'isolement, fait très-justement observer Pariset, a mille fois préservé. En 1821, on ne compta que trois malades dans la prison de Barcelone : la femme du geôlier, sa belle-mère et un prisonnier ; ils moururent à l'hôpital du Séminaire où on les avait transportés. Un fait très-remarquable, c'est que toutes les communautés religieuses, le couvent de l'Enseignance excepté, furent à l'abri du fléau qui décimait la ville ; il ne s'y déclara pas un seul cas de fièvre jaune ; si toutes n'étaient point cloîtrées, elles avaient du moins des communications moins fréquentes avec le dehors. Du reste, tout en admettant l'utilité de l'isolement comme un abri contre la contagion, nous rejetons les conséquences que des contagionistes exagérés voudraient tirer de cette méthode. Le rapport fait en 1828 à l'Académie de médecine, sur les documents de Chervin, eurent pour résultat de débarrasser le commerce des entraves et des quarantaines irrationnelles, de faire renoncer à ces cordons sanitaires qui n'étaient propres qu'à favoriser le développement de l'épidémie par l'encombrement, et de faire ajourner la formation des lazarets tels qu'on les projetait. L'expérience nous apprendra, si le régime sanitaire adopté aujourd'hui suffit pour préserver la France de toute importation de maladie contagieuse, autant que la prudence humaine peut le permettre.

Puisque la fièvre jaune frappe, pour ainsi dire exclusivement, l'Européen qui se rend dans les contrées où elle est endémique, quels moyens doit-il mettre en usage pour s'en garantir ? Le traitement préventif ne consiste pas dans l'emploi des médicaments, mais dans la pratique d'une bonne hygiène. Il faut éviter l'insolation, l'humidité, les refroidissements nocturnes, les veilles, les passions, les excès de tout genre, les alcooliques, les boissons glacées, l'abus des fruits ; les nouveaux arrivés se trouveront bien également d'habiter d'abord la campagne et l'intérieur des terres. On doit leur recommander l'usage de la flanelle, la propreté minutieuse, les bains tièdes ou les ablutions journalières, quelques légers toniques, tels que le café et l'eau rougie ; en un mot, la tempérance est la véritable prophylaxie de la fièvre jaune ; le quinquina et le sulfate de quinine en sont presque les spécifiques.

Ces conseils sont surtout applicables aux corps de troupes, aux équipages des navires ; on doit les débarquer dans la saison tempérée, établir les bivouacs en dehors de l'enceinte des villes et sur les hauteurs, éviter toute agglomération d'hommes en les disséminant dans les campagnes ; car, dans les localités prédisposées, elle suffit pour engendrer les épidémies. Ces conseils ne sont pas les seuls qu'on puisse adresser aux représentants de l'autorité publique. Le desséchement des marais est la première mesure à prendre ; on doit appliquer plus sévèrement encore aux colonies les moyens hygiéniques pratiqués dans les grandes villes et les ports d'Europe : l'enlèvement des immondices dans les rues et sur les quais, l'écoulement des eaux, le curement des ports, le nivellement des atterrissements, l'ensevelissement des animaux morts, du poisson et des coquillages abandonnés par la mer sur la plage. Malgré les communications fréquentes de nos colonies, avec les ports du Mexique, la première apparition de la fièvre jaune dans les Antilles françaises date de 1764. Encore ne serait-elle point due à la négligence des soins hygiéniques ? Les travaux d'assainissement, exécutés à la Guadeloupe et à la Martinique, ont préservé ces deux îles de toute épidémie, depuis 1821 jusqu'en 1833. Des nations civilisées peuvent-elles laisser subsister des foyers d'infection qu'il est en leur pouvoir de tarir ? De Humboldt considère le Mexique comme un pays extrêmement salubre. En 1794, il n'y eut pas un seul cas de *vomito* à la Vera-Cruz même. C'est une honte de penser que les épidémies de fièvre jaune ne s'y sont déclarées que depuis la découverte de l'Amérique par Cristophe Colomb. Aussi, les indigènes sont-ils persuadés que ce fléau leur a été importé par les Européens avec la *civilisation*.

Nous pensons au contraire que le nouvel empire, inauguré par un prince éclairé, mettra sa gloire à faire disparaître la fièvre jaune des ports du Mexique ; cette grande conquête sur la Barbarie prouvera une fois encore que la civilisation, mère de tout progrès, élève le niveau intellectuel des peuples, et leur apporte avec les sciences pratiques, un degré inconnu de bien-être physique et moral.

IIIme PARTIE

—

DE LA PESTE

Notions historiques sur les épidémies de Peste.

La peste, comme la fièvre jaune, est originaire des pays chauds; à l'état endémique, celle-ci ne règne que sur le littoral du golfe du Mexique et de la mer des Grandes-Antilles; celle-là se montre plus particulièrement dans les villes voisines de la Méditerranée; l'une est la maladie de l'Occident, l'autre celle de l'Orient. La fièvre jaune ne se propage que dans les contrées et les saisons les plus chaudes; la peste continue à sévir dans les saisons tempérées et les pays du Nord. La première s'observe exclusivement dans les ports de mer, la seconde exerce ses ravages sur les continents comme dans les villes maritimes. L'Amérique est le siége habituel de la fièvre jaune; la peste n'a jamais pénétré dans le nouveau monde, non plus que dans l'Océanie, tandis que, sous forme d'épidémie, elle a désolé pendant plusieurs siècles l'Afrique, l'Asie et l'Europe. La fièvre jaune respecte les acclimatés, la peste s'attaque de préférence aux indigènes. Les ravages de l'une, quoique graves, sont cependant limités; ceux de l'autre sont épouvantables et la font considérer comme l'un des plus terribles fléaux qui frappent les nations.

On peut définir la peste : une maladie fébrile, ordinairement épidémique et contagieuse, caractérisée à l'extérieur par des anthrax, des bubons et des pétéchies. Plus d'une fois, sans doute, on l'a confondue avec les épidémies de typhus ou de toute autre maladie meurtrière et contagieuse. Le seul moyen de résoudre ce problème scientifique serait d'avoir une description exacte des symptômes qui caractérisent spécialement la peste. Moïse mentionne ainsi la quatrième plaie d'Égypte : *Et facta sunt ulcera, vesicæ effervescentes... et in hominibus et in quadrupedis facta sunt ulcera in veneficis et in omni terra Egypti* (Exode, cap. IX, v. 9, X). Une éruption d'ulcères et de plaies avec phlyctènes, survenue après la corruption des eaux et la putréfaction d'une multitude de grenouilles, puis l'apparition de deux espèces de mouches qui attaquèrent les hommes et les animaux, n'est-ce point là une description de la peste ?

L'une des plus terribles épidémies dont l'histoire fasse mention (elle en avait déjà enregistré vingt-deux), est celle qui ravagea Athènes dans la 87e olympiade, et la seconde année de la guerre du Péloponèse : « Il advint, dit Plutarque, une pestilence si contagieuse et si violente qu'elle emporta toute la fleur de la jeunesse, et affaiblit grandement les forces d'Athènes. » Suivant les malveillants, elle était due à la multitude de paysans que Périclès avait attirés dans la ville au cœur de l'été, et qui, ayant été logés, pêle-mêle, dans des cabanes étouffées et sous de petites tentes, comme des bêtes dans une étable, infectèrent la ville. Pour faire diversion au mécontentement public, Périclès alla mettre le siége devant Épidaure ; il fut contraint de le lever à cause de la peste ; non-seulement elle frappait les Athéniens, mais encore elle faisait mourir tous ceux qui les approchaient. Cette maladie était-elle la peste ou le typhus? La description de Thucydide indiquerait plutôt la première de ces affections. Elle avait été, dit-on, importée au Pirée par un navire venu d'Égypte; du Pirée, elle avait envahi la ville ; c'est dans l'Acropole où étaient entassés les paysans qu'elle exerça les plus grands ravages. Ses principaux symptômes étaient les suivants : céphalalgie vive, yeux rouges et étincelants, ardeur brûlante à la gorge, soif inextinguible, peau rouge, livide ou noire, pustules charbonneuses, gangrène fréquente des membres et des parties génitales.

Et graviter partim metuentes limina lethi
Vivebant ferro privati parte virili :
Et manibus sine non nulli pedibusque manebant...
... .pellis super ossibus una,
Ulceribus tetris prope jam, sordique sepulta. (Lucr.. lib. VI.)

La peste d'Athènes dépeupla la ville et les lieux environnants. La plupart des amis et des parents de Périclès moururent; elle enleva Xantippe, l'aîné de ses fils, sa sœur germaine; Parolus, le dernier de ses fils légitimes, et enfin Périclès lui-même. L'an de Rome 389, une maladie pestilentielle éclata dans cette ville. Outre une multitude innombrable de gens du peuple, elle emporta plusieurs magistrats et des personnes illustres, parmi lesquels se trouva Camille ; quoique parvenu à l'âge où l'on paye ordinairement le tribut fatal à la nature, dit Plutarque, il fut plus regretté et plaint, lui seul, que toutes les autres victimes du fléau réunies. Diodore de Sicile et les autres historiens ont souvent fait mention de fièvres pestilentielles, mais en s'arrêtant seulement au grand nombre de morts qu'elles avaient occasionnées ; un renseignement aussi vague ne permet pas de décider si elles étaient de véritables pestes. En parlant des épidémies qu'on avait observées en Lybie, en Égypte et en Syrie avant le IIIe siècle, qui précéda l'ère chrétienne, Rufus d'Éphèse, qui vivait sous Trajan, en a signalé les principaux symptômes. Ces épidémies étaient caractérisées par une fièvre violente, le délire, des bubons et des charbons ordinairement suivis de mort. La peste qui ravagea l'Empire romain, sous Marc-Aurèle, celle qui éclata sous Gallus et Volusien, furent, comme celle d'Athènes, signalées par la gangrène des extrémités; on pensait qu'elles avaient été importées d'Éthiopie. Procope et deux écrivains ecclésiastiques ont décrit avec assez d'exactitude la peste qui régna en 542 : les yeux rouges et enflammés, une ardeur brûlante au gosier, des pustules charbonneuses, des bubons aux aines, la mort prompte, tels étaient les caractères de cette terrible épidémie qui avait pris naissance en Syrie, et qui, pendant cinquante-deux ans, ravagea la terre *avec une férocité*, dit Pariset, *qu'aucune maladie n'avait égalée jusque-là.* Pas d'île, pas de caverne, pas de sommité habitées qu'elle ne visitât ; pas d'âge, de sexe, de profession, de tempérament, d'habitude, de saison qui pût l'arrêter. Entrée dans Byzance au printemps de la seconde année, elle finit par y faire, par jour, 10,000 victimes!

Du VIe au XVIe siècle, on ne donna le nom de peste qu'aux épidémies caractérisées par des anthrax, des bubons et des pétechies. Aucune ne fut aussi meurtrière, aussi universelle que celle de 1348, appelée *peste noire* à cause des hémorrhagies qui l'accompagnaient. Elle se manifesta d'abord en Asie, se répandit ensuite en Afrique, et puis, à différentes reprises, elle envahit les diverses parties de l'Europe, répandant partout la terreur, la désolation et la mort. Elle a été décrite particulièrement par

Guy de Chauliac, qui l'avait observée à Avignon. En douze ans, elle enleva, selon Froissart, *la tierce partie du monde*, quarante-trois millions d'âmes ; suivant d'autres, la Chine seule en perdit treize millions ; Chypre fut dépeuplée, Gaza compta 22,000 morts, Avignon 30,000, Marseille 16,000, la Provence entière 120,000. A Mont-Rieux, de 35 religieux il ne resta que Gérard, frère de Pétrarque ; à Paris, il périt 500 sœurs hospitalières. Alphonse XI, Jeanne de Castille, Jeanne de Bourgogne, Jeanne de Normandie et un grand nombre d'autres personnes éminentes furent victimes du fléau. La peste noire passa en Angleterre en 1349, et l'année suivante en Italie. Après un répit de quelques années, elle se réveilla en 1358 ; Avignon perdit encore 17,000 habitants, et parmi eux 9 cardinaux, 100 évêques et 8 officiers de la cour papale. A ce désastre se joignirent des éruptions de volcan, de forts tremblements de terre ; tous les éléments paraissaient bouleversés. On ne doit donc pas être surpris si tant de calamités éveillèrent les idées superstitieuses. Un médecin lui-même, Guy de Chauliac, attribua la peste noire à la conjonction de Saturne, de Jupiter et de Mars, qui s'était opérée au 14e degré du Verseau, le 23 mars 1345. La superstition n'a pas seulement pour effet d'égarer le jugement, d'altérer les notions du vrai, mais elle conduit encore, pour l'ordinaire, à des crimes abominables. En vain le pape prit-il la défense des juifs : ils furent accusés d'avoir répandu des poisons dans l'air ; on les brûla par milliers en Allemagne, en France et en Suisse.

Dans le XVe siècle, la peste qui n'avait jamais cessé, soit dans un lieu, soit dans un autre, visita l'Espagne, le Portugal, l'Allemagne, l'Italie ; la mortalité fut considérable à Milan et à Naples ; l'Illyrie, la Dalmatie, la Hongrie furent ravagées ; suivant Mézeray, elle enleva à Paris 40,000 personnes, en deux mois seulement. Sa malignité se réveilla dans le XVIe siècle pendant les années 1503, 1504, 1506, 1540, 1560, 1564, 1576, 1587, 1598, 1599; l'épidémie se répandit successivement en Pologne, en Transylvanie, en Savoie, à Hambourg, en Suisse. « En 1575, s'abattit sur Milan le terrible fléau qui rendit immortelle la charité de saint Charles de Borromée, dit Chateaubriand. 54 ans plus tard, en 1629, cette malheureuse ville fut encore exposée aux calamités dont Manzoni a fait une peinture bien supérieure au tableau de Boccace (1). » On sait que le Titien, âgé de 99 ans, mourut à Venise, de la peste qui désola cette ville en 1576.

De 686 jusqu'à 1665, l'Angleterre fut envahie vingt fois par la peste. Nous trouvons cette cruelle maladie, en 1613, à Milan, en 1620 à Nice, en 1621 à La Ciotat, la Valette. Un arrêt du parlement d'Aix, dit M. Giraud (de Draguignan), désigne 70 villes contaminées en France. En 1630, malgré le soin que prit Marseille de disperser ses habitants, elle en perdit 30,000. A la même époque, la peste envahit Toulon, Palerme, Copenhague, Nimègue et jusqu'à la Laponie. Malgré la rigueur de son climat, la Russie ne fut pas épargnée ; nous trouvons la peste dans les principautés en 1769, à Moscou en 1770, en Pologne en 1771.

Dans le dernier siècle, la peste désola plusieurs provinces d'Europe : la Transylvanie, la Dalmatie, la Pologne, l'Ukraine, Messine, Constantinople, Moscou, etc. En 1718, année de misère, elle ravagea l'Égypte et, dans le court espace de 50 jours, emporta 200,000 habitants ; en 1719, elle était dans toute la Syrie. La France en pa-

(1) *Mémoires d'Outre-Tombe*, dixième volume.

raissait préservée, lorsque le navire du capitaine Chataud arriva à Marseille. On lit dans l'*Histoire de la Régence*, par Lemontey, que M. de Saint-Remi, vice-roi de Sardaigne, fit un rêve pénible où il lui sembla que la peste s'était introduite dans son gouvernement et y faisait d'affreux ravages. A son réveil, on lui annonça qu'un bâtiment de commerce sollicitait l'entrée du port ; il refusa sans hésiter. On revint à la charge, en demandant qu'au moins le navire fût reçu dans le lazaret; mais le vice-roi, encore tout ému des angoisses de la nuit, s'y opposa avec véhémence et menaça de faire tirer sur le bâtiment s'il ne s'éloignait à l'instant. Toute la ville de Cagliari taxa ce procédé de caprice et de folie. Mais bientôt on apprit, avec étonnement, que ce navire était celui du capitaine Chataud, qui venait d'introduire la peste à Marseille. « La singularité de ce fait et les pressentiments du vice-roi, dit Lemontey, parurent assez remarquables pour qu'on les consignât dans les registres de la ville, où chacun peut encore en lire le récit. »

La mort du capitaine Chataud et des membres de sa famille, celle des portefaix qui avaient opéré le débarquement des marchandises du navire, leur maladie caractérisée par les anthrax et les bubons, donnèrent l'alarme aux médecins qui signalèrent la peste. Néanmoins, par une inconcevable légèreté, les magistrats, dédaignant ces sages avertissements, firent afficher par la ville que la maladie était une simple fièvre pernicieuse de la saison, occasionnée par les mauvais aliments et la misère. Toutefois le gouvernement, partageant les inquiétudes de la population, ordonna à des médecins de Montpellier de se rendre à Marseille pour déterminer la nature de la maladie régnante. Mais tout en reconnaissant qu'elle avait pour caractères des bubons, des charbons et des pétéchies, Chicoyneau, Didier et Verny, dont les noms mériteraient d'être couverts d'opprobre, diagnostiquèrent une simple fièvre maligne dont on espérait arrêter promptement les progrès. Plus blâmable encore, Chirac, avec la fatuité et l'insolence d'un courtisan haut placé, produisit, sur les humbles médecins du lazaret, les insinuations les plus outrageantes. Toutes les précautions nécessaires, en pareille circonstance, ayant été négligées, le mois de juillet vit le mal faire des progrès, s'étendre dans la même rue, gagner chaque maison, laissant partout la mort. Bientôt les rues voisines, ensuite tous les quartiers et puis la ville entière sont infectés ; la terreur et la désolation deviennent générales. Ainsi, grâce à des magistrats ignorants et à des médecins aveugles, une épidémie que de sages mesures auraient pu étouffer dans son germe, étendit ses ravages jusque dans les villes voisines et fournit une hécatombe de 90,000 victimes. Elle perdit de sa violence en octobre, et continua ainsi dans les mois suivants pour cesser entièrement en janvier. Heureusement que dans toute grande calamité publique, la Providence suscite, pour l'honneur et la consolation de l'humanité, quelque héros de charité et de dévouement. La poésie et la reconnaissance ont immortalisé le nom de Belzunce. Les services d'un médecin obscur et modeste, le docteur Bertrand, ceux des oratoriens, du chevalier Rose, ainsi que des échevins Estelle et Moustier, ne méritent pas moins que ceux de Belzunce de vivre éternellement dans la mémoire des peuples.

Des causes de la Peste.

Comment naît la peste, quelles en sont les causes? Comment expliquer l'origine de ces épidémies redoutables dont quelques-unes, suivant l'expression de Hamont, semblèrent menacer l'espèce humaine d'une destruction totale? Venaient-elles de l'Orient, ou se sont-elles formées dans les localités mêmes qu'elles ont ravagées? La peste est évidemment contagieuse; souvent elle a dû, par conséquent, se propager d'un pays à l'autre, mais il n'est pas toujours possible de reconnaître l'importation du mal; et si, dans quelques circonstances, on a pu constater une origine étrangère, dans d'autres on est conduit à admettre une cause toute locale.

La plupart des historiens ont fait provenir les anciennes pestes de l'Éthiopie, de la Lybie, de la Syrie ou de l'Égypte; ces allégations néanmoins sont dénuées de preuves suffisantes. Pour quelques-unes, cependant, cette origine est probable. D'après Dioscoride et Possidonius, Rufus signale les pestes épidémiques et les bubons pestilentiels qui régnaient dans ces contrées deux ou trois siècles avant notre ère. Suivant Procope, dont le témoignage est précis, la grande peste de 542 aurait pris naissance à Péluze, sur les bords de l'ancien canal qui réunissait les deux mers. Mais, ainsi que Prus le fait remarquer, au XVIe siècle, on n'a observé qu'une seule peste en Égypte; il n'en est indiqué aucune ni dans la Turquie d'Asie ni en Syrie; cependant on compte, dans ce même siècle, 14 pestes en France, 12 en Allemagne, 11 en Italie, 9 en Dalmatie, 6 dans la Turquie d'Europe, 5 en Angleterre, 5 en Espagne, 2 en Portugal, 2 en Belgique, 2 en Pologne, 1 en Suisse.

Dans le cours du XVIIe siècle, on signale deux pestes seulement en Égypte ; on n'en voit aucune ni dans la Turquie d'Asie, ni en Syrie, tandis que nous en comptons 19 en Allemagne, 11 en Italie, 11 en France, 6 en Angleterre, 5 en Russie, 4 dans la Turquie d'Europe, 3 en Espagne, 2 en Hollande, 2 en Suisse, 2 en Danemarck, 1 en Suède, 1 en Pologne. En rapprochant ces chiffres, il est impossible de ne pas reconnaître qu'à certaines époques, la peste s'est montrée fréquente et terrible sur un grand nombre de points du globe, de l'Europe surtout, alors même qu'elle n'existait pas ou était très-rare en Égypte (1).

Mais, depuis 150 ans, les choses ont bien changé de face : les épidémies pestilentielles, devenues de plus en plus rares en Europe, paraissent, en outre, y avoir été importées constamment du Levant. « Dans le XVIIIe siècle, dit Prus, la peste épidémique s'est montrée 19 fois en Égypte, 7 fois dans la Turquie d'Europe, 4 fois en Dalmatie, 4 fois en Allemagne, 3 fois en Russie, 3 fois en Espagne, 2 fois en Pologne, 2 fois en Grèce, 1 fois en Italie, 1 fois en Suède, 1 fois en France. Il s'agit de la trop mémorable peste qui, en 1720 et 1721, a ravagé Marseille et la Provence. Dans les 45 premières années de ce siècle, la peste épidémique a frappé 8 fois l'Égypte, 6 fois la Turquie d'Europe, 1 fois la Turquie d'Asie, 3 fois la Grèce, 2 fois la Syrie, 2 fois l'Italie, 2 fois la Russie, 1 fois l'Allemagne, 1 fois la Dalmatie, 1 fois le Maroc. »

En comparant ces deux ordres de dates et de chiffres, on acquiert la conviction qu'à certaines époques, la peste a dû naître spontanément dans quelques pays de l'Europe où on ne l'observe plus depuis un siècle et demi. Mais on continue à la rencontrer dans les régions orientales où

(1) V. *Rapport sur la Peste et les Quarantaines*, chez J.-B. Baillière.

tantôt on l'a crue importée de la Syrie et de l'Égypte, et tantôt elle a été regardée comme originaire des lieux mêmes. Il n'est guère permis de douter que la peste ne puisse se développer sur les bords et surtout à l'embouchure du Danube ; plusieurs fois, les armées russes l'y ont contractée pendant leurs guerres avec la Turquie.

Au commencement de ce siècle, on connaissait trois foyers endémiques de peste : l'Égypte, la Syrie et Constantinople ; M. Brayer rapporte que pendant les neuf années qu'il a passées dans cette dernière ville, elle y a régné sept. Mais depuis 1839, aucun cas, soit sporadique, soit endémique, n'y a paru, immunité que le Conseil supérieur de santé croit pouvoir attribuer aux nouvelles mesures quarantenaires. Depuis la même époque, la Syrie paraît également délivrée de toute épidémie. Par conséquent, aujourd'hui, le seul foyer de peste est la Basse-Égypte. Toutefois, il ne faut pas qu'on s'endorme dans une fausse sécurité ; cette maladie a disparu, depuis un certain temps, des contrées où, pendant tant de siècles, elle a régné à l'état endémique ; ne pourrait-elle pas s'y reproduire de nouveau, spontanément, ainsi qu'on l'a vu, en 1858, à Bengazy ? Les causes de la peste ne semblent donc pas fatales ; c'est à les étudier, c'est à les détruire que la science et les gouvernements doivent s'attacher. Cependant quelques médecins, M. Clot-Bey en particulier, attribuent la peste à des conditions de climat, de saison et de circonstances météorologiques auxquelles il n'est pas au pouvoir de l'homme de se soustraire ; ils croient que l'on s'abuse, en considérant cette maladie comme détruite par quelques améliorations dans le régime sanitaire ; ils ajoutent qu'il s'est souvent écoulé des périodes de dix années sans manifestation de peste, et qu'elle peut sévir dans une contrée, malgré l'application des principes d'hygiène les plus rigoureux ; ces auteurs ne nient pas cependant que le développement de la culture, des habitations plus saines, en un mot, le bien-être plus généralement répandu, ne puissent atténuer les effets des épidémies pestilentielles. M. Clot-Bey pense donc être en droit de conclure que la peste a existé de tout temps, et que les causes locales ne sont pour rien dans la production de cette maladie (1). En attribuant la peste à une constitution spéciale de l'air, M. Clot-Bey aurait dû expliquer pourquoi, durant le règne des épidémies les plus meurtrières, au Caire et à Alexandrie, le Bédouin sous sa tente, les marins sur leurs vaisseaux, à de faibles distances des villes infectées, restent à l'abri du fléau. Personne ne conteste une influence météorologique ; mais si la production de la peste dépend, en effet, de la constitution physique des contrées où elle se montre endémique, si, par conséquent, elle reconnaît quelque cause secrète et spécifique, cette cause, toutefois, n'a d'action et ne produit ses conséquences fatales qu'étant liée à l'abandon ou à la négligence des lois hygiéniques, dont ces localités nous offrent le frappant exemple. A Constantinople, au Caire, à Damiette, à Alexandrie, la maladie exerce particulièrement ses ravages dans les quartiers infects, dans les rues sales, parmi la population la plus misérable. La peste n'a plus reparu à Londres depuis l'incendie de 1666, qui dévora 13,000 maisons dans le quartier le plus populeux. M. Aubert Roche, observateur judicieux et si compétent, a soutenu cette doctrine avec une conviction fondée sur l'examen d'un grand nombre de faits et sur les résultats de sa vaste expérience ; il l'a ainsi formulée dans tous ses écrits :

(1) V. *Gazette des Hôpitaux*, 28 avril 1840.

« *La peste est due à la barbarie ; la civilisation en est le remède.* »

Pour bien comprendre à quel point les prescriptions de l'hygiène, nous dirons même les lois de l'humanité, sont foulées aux pieds en Égypte, il faut lire dans les lettres de Hamont le récit des misères du Fellah et toutes les causes d'insalubrité engendrées par l'incurie du gouvernement. La Basse-Égypte est couverte de marécages ; les villages arabes sont pour ainsi dire dans l'eau. Les habitations, construites en terre, consistent en cabanes d'environ quatre pieds, ayant à peine assez d'espace pour contenir un homme étendu librement ; ces cabanes servent à toute une famille. Celle-ci n'a pour lit que la paille ou une natte de jonc étendue sur le sol humide ; la porte d'entrée est obstruée de décombres et d'ordures. Les animaux domestiques, couverts d'ulcères et d'insectes, partagent avec lui cette misérable habitation ; les enfants, pâles et maigres, sont élevés et croupissent au milieu des immondices.

La nourriture de l'Arabe n'est pas moins insalubre que son habitation ; Hamont a vu dans la Basse-Égypte des villages sans pain pendant quinze jours ; les hommes s'y nourrissent alors d'herbes, de chardons ou d'un pain fait avec les graines du coton et du lin ; il résulte de cette alimentation des coliques, le ballonnement du ventre, une nutrition vicieuse ; la face devient d'un jaune terreux, et la mort en est souvent la suite. Les animaux eux-mêmes succombent à l'usage prolongé d'une aussi mauvaise alimentation. Les familles d'Arabes mangent quelquefois de jeunes chiens ; tous se nourrissent des animaux près de mourir, quelle que soit la maladie dont ils sont atteints. Ils labourent, ils sèment, ils moissonnent pour des maîtres avides et cruels.

Malgré la vigueur naturelle de l'Arabe, la race est tellement détériorée qu'on en trouve à peine un sur cinq qui soit propre au service militaire. Les médecins regardent la misère, les privations, la mauvaise nourriture comme les causes prédisposantes de la peste. M. Aubert Roche ayant recueilli les relevés officiels de la mortalité dans les pays différents qu'il a visités, et même dans les divers quartiers de chaque ville ravagée par la peste, a constamment trouvé que le nombre des décès est incomparablement supérieur dans les classes misérables. En Égypte, où les juifs et les Turcs jouissent de la fortune et où les Arabes forment la classe pauvre, ceux-ci sont de préférence frappés par la peste ; à Smyrne, au contraire, où les Turcs et les juifs constituent la classe pauvre, les Grecs et les Européens la classe riche, les premiers sont particulièrement frappés. Dans la terrible épidémie de 1834 et 1835, les habitants des quartiers sales, pauvres, mal aérés, furent les plus maltraités. Suivant M. Aubert Roche, la mortalité, qui était de 5 à 10 pour cent parmi les Européens, s'éleva jusqu'à 84 pour cent chez les nègres et les barbariens. L'arsenal et les casernes furent mis en quarantaine, mais les soldats se trouvant entassés dans ces dernières, l'épidémie s'y déclara et enleva 470 soldats sur 3,000, tandis que les ouvriers de l'arsenal, habitant des salles spacieuses et propres, ne perdirent que 11 d'entre eux sur 6,824. Toutefois, comme la peste, suivant l'observation de Pariset, semble déjouer toutes les lois et les calculs auxquels on veut l'assujettir ; M. Elia Rossi prétend que, contrairement aux observations de MM. Aubert Roche et Clot-Bey, lors de l'épidémie survenue dans le 5e régiment de ligne, en garnison à Damiette (an 1257 de l'égire), les sujets forts et robustes furent plus violemment attaqués que les sujets faibles et lymphatiques, les officiers que les simples soldats. Cependant la mortalité fut plus considérable encore parmi les femmes et les enfants des militaires que parmi ces derniers (1).

Nous n'avons entendu parler que des causes prédisposantes. Maladie toujours la même et qui ne ressemble à aucune autre, la peste ne saurait être véritablement engendrée que par une cause spécifique. Elle n'est autre que la putréfaction des matières animales sous l'influence de la chaleur humide et peut-être, suivant l'opinion de Pariset, celle même des cadavres humains. L'Arabe, dit Hamont, est enterré dans des fosses qui ont à peine deux pieds de profondeur ; les cadavres sont parfois mis à nu et dévorés par les chacals et les oiseaux de proie. Les corps morts des animaux, abandonnés sur la voie publique, deviennent la proie des chiens errants et répandent une odeur infecte. De la fin d'octobre à la fin de mars, Hamont a vu, sur le delta, plus de 3,000 cadavres en putréfaction. C'est au milieu de cette atmosphèreque vivent les Arabes (2).

Nous avons signalé ailleurs, après Combes et Pariset (*Météorologie,* t. 2), la surabondance prodigieuse de vie qu'engendrent le climat et la terre d'Égypte. L'air y est obscurci par des nuées d'insectes et d'oiseaux ; les eaux regorgent d'une multitude de poissons, des troupes d'ibis et de palmipèdes peuplent les rivages ; on y voit, pour ainsi dire, sortir de terre des rats, des crapauds, des serpents et toute sorte d'animaux immondes. Sur toute la surface du globe, la mort marche de pair avec la vie. Là

(1) Relation de la peste qui régna à Damiette ; Livourne, 1841.

(2) *Ann. d'Hygiène pub. et de Méd.* lég., t. II, p. 485.

où celle-ci déborde, celle-là est toujours présente ; aussi l'Égypte, berceau fécond de tout ce qui se meut sur la terre, est-elle un immense cimetière abandonné à la corruption.

La putréfaction des matières animales étant considérée comme la cause originelle du miasme de la peste, on a pensé que les inondations du Nil, source d'abondance et de fécondité pour l'Égypte, contribuaient sans doute à l'accroître et à l'entretenir. Cependant, M. Clot-Bey s'est efforcé de prouver qu'aucune infection ne saurait être produite ni par le limon du fleuve ni par l'évaporation des eaux ; ce limon, fait-il observer, n'étant autre chose qu'une couche, aussi mince qu'une feuille de papier, de terre pure sans mélange de débris, soit de végétaux, soit d'animaux. M. Clot-Bey n'a pas craint de se mettre en opposition avec les observateurs de tous les siècles, avec l'expérience de tous les hommes pratiques, nous pourrions ajouter avec le bon sens des masses, en révoquant en doute l'utilité du limon du Nil pour la végétation. En rentrant dans son lit, le fleuve, ajoute-t-il, entraîne la plus grande partie du limon ; il en résulte que celui-ci s'accumule sur les rives, qui cependant ne sont pas plus fertiles que l'intérieur des terres (1).

Il nous paraîtrait superflu de prouver que la vallée du Nil doit sa prodigieuse fertilité à l'inondation de ce fleuve; trop faible comme trop abondante, elle détruit l'espoir du laboureur et occasionne de véritables désastres. Il n'existe sur le globe aucune rivière dont les inondations ne laissent sur le sol des matières putrescibles ; mais par des travaux convenables, elles deviennent de précieux engrais pour la terre ; aussi tout progrès agricole est-il

(1) V. Gazette des Hôpitaux, 28 avril 1840.

une cause d'assainissement. Ni le limon du Nil, ni l'évaporation des eaux n'ont d'effets désastreux pour la Haute-Égypte et la Nubie; c'est à l'embouchure des fleuves seulement qu'existent partout les foyers d'infection, les eaux stagnantes, les matières putrescibles. Terre d'alluvion, véritable présent du Nil, la Basse-Égypte offre toutes les conditions de l'abondance et de la fertilité, comme elle peut devenir en même temps par l'ignorance et l'incurie du fellah, un foyer de maladie et de mort.

M. Aubert Roche définissant la civilisation, l'état florissant de l'agriculture, des sciences et de l'industrie, a pu soutenir, non sans raison, que les épidémies de peste sont en rapport d'intensité avec le manque de civilisation des peuples. Contrairement à l'opinion commune, M. Clot-Bey a prétendu que les changements survenus dans le sol de l'Égypte n'ont pu engendrer la peste; que cette maladie n'est pas nouvelle, qu'on en retrouve les symptômes dans la description des épidémies tracées par les anciens historiens. Hérodote, Strabon, Diodore de Sicile, dit M. Clot-Bey, parlent d'une manière très-explicite de lois d'hygiène publique qui témoignent de la nécessité d'une propreté très-grande; et quel but ces précautions hygiéniques pouvaient-elles avoir, si ce n'était de préserver les populations d'un fléau apparaissant de loin en loin?

Pour prétendre que les épidémies de peste ont toujours existé en Égypte, il faut fermer le livre de l'histoire. On n'en trouve aucun vestige (nous réservons comme surnaturel le fléau mentionné par Moïse) sous le règne des derniers Pharaons, pendant les 194 ans de la domination des Perses, pendant les 301 ans que dura la dynastie des Ptolémées, dans les premiers siècles de l'occupation romaine : « S'il est prouvé, d'après les passages de Rufus que nous avons cités, dit Prus, que la peste a été observée en Égypte deux siècles au moins avant Jésus-Christ, tout porte à croire que les cas constatés alors dans cette contrée étaient sporadiques. Comment concevoir en effet que Rufus, qui parle d'une épidémie de peste qui avait ravagé la Libye plus de 300 ans avant notre ère, n'eût pas parlé de celles qui avaient sévi en Égypte?... On ne comprendrait pas pourquoi ces grands et nombreux monuments que l'ancienne Égypte élevait pour perpétuer la mémoire des faits historiques, ne porteraient pas les indications d'un fléau aussi terrible que la peste (1).

Aucun doute raisonnable n'est possible; jamais la peste épidémique n'a régné dans l'ancienne Égypte; d'après Galien, elle fit sa première apparition à Alexandrie l'an 263 de notre ère. Pendant 3,000 ans, cette contrée fut l'une des plus salubres du monde, et malgré le fléau qui décima l'expédition, Napoléon, dans ses Mémoires, ne cesse point de regarder le climat de l'Égypte comme très-sain. Au temps de sa prospérité, cette contrée nourrissait une population très-compacte et très-industrieuse, que le président Goguet portait à 27 millions. Lors du dernier recensement, sous J. César, elle était encore de 7 millions, réduite aujourd'hui à 1,500,000 habitants, par suite des vices du gouvernement et de la possession turque. Faut-il rappeler à quelles lois sages l'Égypte ancienne dut sa longue prospérité et sa nombreuse population? On voit ses meilleurs rois, dont la reconnaissance fit des dieux, enseigner tous les arts utiles et surtout l'agriculture; c'est vers le Nil, le fleuve sacré, dont ils attendaient l'abondance et la vie, qu'ils tournèrent leurs regards; mais comme ses débordements n'étaient avantageux que dans

(1) Rapport sur la peste et les quarantaines, p. 36.

une certaine mesure, Mœris fit creuser ce lac célèbre dont le circuit était de 3,600 stades, et la profondeur, en certains endroits, de 50 toises ; ce lac donnait un écoulement aux eaux du Nil quand leur abondance les aurait fait séjourner dans les campagnes, et, d'un autre côté, cet immense réservoir devenait une ressource lorsque les eaux étaient insuffisantes. Le lac Mœris communiquait au fleuve par un canal de 80 stades de longueur et de 300 pieds de largeur. Selon les besoins des laboureurs, on recevait le Nil par le canal où l'on en retenait les eaux, par le moyen d'une écluse qu'on faisait ouvrir et fermer, à très-grands frais, par des ouvriers très-expérimentés (1). Les Égyptiens étaient d'habiles agriculteurs. Ils connaissaient parfaitement, ajoute Diodore, la nature des terres, le temps des débordements du Nil, la saison propre aux semailles, aux moissons, aux transports des denrées, tout ce qui concerne l'élève des bestiaux ; ils aidaient ainsi au travail de la nature et augmentaient considérablement la production ; rien n'était plus admirable que l'utilité et la perfection des arts qui s'exerçaient chez eux, et quand la famine désolait les autres peuples, les Égytiens continuaient de jouir de l'abondance. On comprend qu'une terre ainsi cultivée et utilisée ne donnât naissance à aucun miasme pestilentiel ; aussi passait-elle pour la plus riche, la plus fertile, la plus admirable du monde.

Faut-il penser avec Pariset que la pratique des embaumements, pour les animaux comme pour l'homme, ait été imaginée pour prévenir les dangers de la putréfaction dans une contrée humide et chaude, prêtant ainsi l'appui d'un dogme religieux à une grande mesure d'hygiène publique? Si les Égyptiens n'eussent pratiqué l'embaume-

(1) Diodore de Sicile, liv. I, sect. II.

ment qu'afin de se soustraire aux miasmes engendrés par la putréfaction, ils auraient atteint ce but plus sûrement encore par l'incinération, ou par l'ensevelissement des corps dans le désert à des profondeurs convenables. Hérodote et Diodore de Sicile représentent les Égyptiens comme un peuple sage, religieux, attaché aux lois, ayant un grand respect pour les morts. Il est regrettable toutefois qu'une superstition servile et honteuse jette une ombre sur tant de sagesse. Ils regardaient la vie comme un passage, les habitations comme des hôtelleries, mais ils considéraient les tombeaux comme des demeures éternelles ; aussi élevèrent-ils, pour servir de demeure dernière aux morts, ces monuments remarquables par la grandeur, la proportion et la simplicité tout ensemble, dont la solidité semblait défier les siècles. On embaumait également plusieurs espèces d'animaux : chiens, chats, boucs, éperviers, ibis, serpents, crocodiles. Les Égyptiens adoraient les uns à cause de leur utilité : le bœuf qui laboure la terre, l'ichneumon qui tue le crocodile et brise ses œufs, l'ibis qui détruit les serpents, les sauterelles et les chenilles ; ils rendaient un culte aux autres, parce que leur vol servait aux augures. Ils honoraient même jusqu'aux crocodiles, les regardant comme un rempart contre les voleurs de la Lybie et de l'Arabie que leur aspect épouvantait. Enfin, les Égyptiens prétendaient que, redoutant d'être détrônés par des hommes impies et pervers, les dieux, autrefois en petit nombre, s'étaient cachés sous la forme de divers animaux. Cette superstition était tellement enracinée chez ce peuple que sous Ptolémée Aulète, à l'époque où ce roi recherchait l'alliance de Rome, un Romain ayant tué un chat, fut assommé par le peuple, et ne put être sauvé ni par la crainte de nuire à l'Etat, ni par les remontrances des officiers du roi, ni par les protestations que faisait ce malheureux de n'avoir commis ce délit que par mégarde.

Quand un animal sacré venait à mourir, les Égyptiens l'enveloppaient dans un linceul en pleurant et en se frappant la poitrine; puis on l'embaumait avec l'huile de cèdre et d'autres parfums odoriférants, on l'entourait de bandelettes et on le déposait dans des coffres sacrés. Enfin on connaît les cérémonies pratiquées pour l'embaumement et la sépulture des hommes ; jamais peuple ne porta aussi loin le respect et la vénération pour les morts. Souvent, les Égyptiens déposaient dans leur demeure les corps de leurs parents; après leur avoir rendu leur première forme, ils plaçaient le cercueil debout contre la muraille, et trouvaient, selon Diodore, une consolation inexprimable à considérer leurs ancêtres avec la même physionomie qu'ils avaient pendant leur vie.

Ainsi, nous regardons l'embaumement comme un dogme religieux et non comme une mesure hygiénique. Malgré la quantité prodigieuse de cadavres d'hommes et d'animaux que l'on rencontre dans les cavernes, dans les tombeaux, dans les pyramides et surtout dans la grotte de Samoun, quoique l'on compte dans cette dernière les cadavres de crocodiles par millions, il nous paraît impossible que l'Égypte ait embaumé toutes les générations d'hommes et d'animaux, qui se sont succédé dans une période de 4 mille ans. Les morts amoncelés n'auraient pas laissé de place aux vivants. On doit convenir néanmoins que dans une contrée où le mouvement de vie et de décomposition est si actif, la pratique des embaumements fut très-salutaire, et que l'abandon de cette pratique, en 356, joint à la négligence de tous les principes d'hygiène, devint pour l'Égypte une cause d'infection et de maladies désastreuses. A mesure qu'elle perdit sa liberté, ses lois, ses coutumes, elle ne fit plus rien de grand; sa fertilité diminua; de 18,000 villes dont parlaient ses annales, déjà sous Ptolémée Lagus, il n'en restait plus que 3,000. De siècle en siècle, la population ne fit que décroître. La misère, la malpropreté, l'infection n'ont cessé de faire des progrès, surtout depuis que les Musulmans s'en sont emparés. Enfin, comme couronnement de tant d'ignorance, de barbarie, elle est devenue le foyer de la peste, et au lieu de donner au monde des exemples de sagesse, elle leur envoie la contagion et la mort.

C'est donc à la putréfaction des matières animales dans un climat humide et chaud, ainsi qu'à la négligence de tous les principes d'hygiène, que nous attribuons la peste. Il nous reste à examiner de quelle manière elle se communique et se propage.

Mode de propagation de la Peste.

Nous avons vu comment, de tout foyer d'infection, s'élèvent des miasmes dont la nature épidémique produit des maladies différentes. Que la France envoie une armée à l'île de Walcheren, est elle décimée par la fièvre intermittente; à Saint-Domingue, elle est ravagée par la fièvre jaune; en Égypte, par la peste. Par conséquent, ces maladies sont dues, non-seulement à la chaleur humide du climat, mais encore à des causes locales et spécifiques; celles-ci supposent une imprégnation, une infection véritable, au moyen de miasmes dont la nature est aussi inconnue que leurs effets sont certains.

En admettant, ce qui est incontestable, que la peste s'engendre, naît, se développe dans certains foyers, particulièrement dans la Basse-Égypte, il reste sur son origine bien des problèmes insolubles. Ainsi que M. Rossi le fait remarquer, le Fayoun est élevé au-dessus du niveau de la mer, l'air y est chaud, mais sec; il n'existe aucun marécage dans ses alentours, tandis que Damiette touche à la mer, l'air y est humide, les étangs d'eau douce s'y mêlent à l'eau salée. Cependant, malgré ces oppositions, la peste ravage le Fayoun comme Damiette. On ne saurait expliquer comment dans ses migrations, elle ne s'est jamais manifestée en Nubie, dans la haute Égypte , en Abyssinie; pourquoi elle n'a jamais franchi la première cataracte, tandis qu'elle se propage ou se manifeste à Tunis, à Tripoli, à Benghazy, au Maroc. Nous reviendrons toujours à la conclusion suivante : pour qu'un germe se développe, il faut qu'il rencontre un terrain et un climat propices: quant aux conditions, nous les ignorons.

Si nous connaissions parfaitement l'état hygiénique des villes où la peste a exercé ses ravages, nous pourrions décider, peut-être, si elle y a été importée ou si elle s'y est développée spontanément. Dans cette dernière hypothèse, on doit présumer qu'une maladie, toujours semblable, constamment caractérisée, comme nous l'avons vu, par des bubons, des charbons et des pétéchies, est produite par une cause identique, formée sans doute de la réunion de différentes circonstances: la putréfaction des matières animales, la présence des cimetières dans l'intérieur des villes, jointe aux autres agents d'insalubrité, une chaleur humide, l'encombrement, la malpropreté, la misère. Nous reviendrons bientôt sur cette question en parlant des inoculations.

Quoique nous ne puissions admettre avec M. Clot-Bey que la peste soit due uniquement à la constitution de l'air, en l'absence de toute cause locale, il est évident toutefois qu'elle ne se développe, qu'elle n'a toute son activité que dans certaines saisons, et dans des conditions déterminées de climat et de température. C'est après les grandes inondations, surtout après les pluies abondantes qui envahissent les cimetières, détrempent et volatilisent les émanations animales, qu'on redoute les explosions de peste. En Égypte, les premiers cas se montrent vers le mois de février ; la maladie s'élève en mars et avril, se maintient parfois en mai, décline et cesse vers la fin de juin.

Voici quelle fut la marche de l'épidémie et de la mortalité au Caire en 1835 ; il y eut :

En janvier,	679	morts.
En février,	907	—
En mars,	3,413	—
En avril,	17,065	—
En mai,	10,484	—
En juin,	1,185	—

Suivant Hamont, une longue expérience démontre qu'en général, la peste apparaît en Égypte après le solstice d'hiver pour cesser vers celui d'été. Cependant, il n'en est pas toujours ainsi, la peste semble se jouer de toutes les prévisions humaines. En 1834, à Alexandrie, elle commença au mois d'août et se développa en septembre, octobre et les mois suivants. Elle était épidémique à Damiette dans le mois de juillet 1836. Mais en général, les épidémies de peste cessent en Égypte au mois de juin, sous l'influence de la chaleur sèche et des vents étésiens. Dans toutes les autres contrées du globe, c'est par les hautes températures qu'elle exerce ses plus grands ravages; le premier vent frais en diminue la violence; elle cesse entièrement pendant l'hiver, pour se réveiller quelquefois au printemps, quand son activité n'est pas épuisée.

Dans la peste de Moscou, l'influence de la saison fut des plus manifestes. En 1770, les Turcs avaient introduit la maladie dans les principautés. L'été suivant, elle fit de grands ravages en Podolie, et enleva 4,000 personnes à Kiew. Quelques cas se manifestèrent dans l'hôpital militaire de Moscou pendant l'automne de 1770. Malgré les sages mesures prises par le docteur Mertens, la peste, assoupie pendant l'hiver, révéla de nouveau sa présence au mois de mars par un petit nombre de cas, puis éclata en juin; vers la fin de juillet, il périssait plus de 200 personnes par jour. Vers la mi-août, le nombre des morts s'éleva jusqu'à 600; dans les premiers jours de septembre, à 700, et peu après atteignit le chiffre de 1,000 par jour. La ville entière n'était plus qu'un vaste hôpital. Le 10 octobre, il survint de la gelée; aussitôt, la maladie perdit de sa violence, le nombre des morts diminua progressivement; la fin de l'année 1771 mit un terme à la peste. Elle avait fait 100,000 victimes.

Un premier mode de génération de la peste, c'est le miasme produit par un foyer de putréfaction; par un deuxième, la maladie se propage en dehors de ce foyer dans un lieu sain qui s'infecte à son tour, lorsque le germe trouve dans celui-ci des conditions propices à ce développement. Il serait difficile de nier ce mode de propagation, et la nature épidémique de la peste, sans fermer les yeux à l'évidence, sans révoquer en doute, contre toute raison, les milliers de faits qui l'attestent. Ainsi que la Commission de l'Académie de médecine l'a parfaitement prouvé, dans un rapport que nous considérons comme un monument de science, de sagesse et d'impartialité, la peste se propage par la seule action des causes épidémiques, par la migration de certaines influences atmosphériques; un grand nombre de points, souvent éloignés les uns des autres, ont été frappés sans qu'il ait été possible d'accuser aucune communication suspecte, soit par des personnes, soit par des choses. Quelquefois, elle demeure renfermée dans l'enceinte d'une seule ville, quoique celle-ci reste en libre communication avec le dehors, mais plus souvent elle envahit successivement, et de proche en proche, les localités voisines; on l'a vue parfois même frapper des villes éloignées les unes des autres, en respectant les points intermédiaires. Il est des épidémies pestilentielles dont la force d'expansion est si grande, qu'elles peuvent s'introduire dans des contrées qu'elles avaient jusque-là respectées. Mais il nous paraît douteux que la peste puisse, par le seul intermédiaire des vents, franchir la Méditerranée, et se transporter par exemple d'Alexandrie à Marseille. Nous voyons au contraire dans les épidémies, que la sphère d'action des influences atmosphériques est très-limitée. Aucun des arguments de MM. Clot-Bey et Aubert Roche ne prouve que l'isolement et la quarantaine ne soient d'excellents moyens de préservation. Dans l'épidémie de 1835, M. le docteur Lachèze reconnut, il est vrai, qu'à Alexandrie et au Caire l'influence épidémique avait frappé des personnes parfaitement isolées, mais ce fut seulement dans la proportion de 1 sur 400, tandis qu'elle avait enlevé 1 personne sur 3 parmi la population restée en libre pratique. Pendant que les troupes de terre, les employés sanitaires, les ouvriers du port payaient un assez large tribut à l'épidémie, l'escadre égyptienne montée par 16,000 hommes, l'escadre turque par 25,000, n'eurent en tout que 100 malades.

La contagion.

La question de la transmissibilité de la peste, soit dans les foyers épidémiques, soit hors de ces foyers, est la plus importante de toutes celles qui se rattachent à l'histoire de cette maladie. La peste est-elle ou non contagieuse? Les anciens médecins auraient regardé comme un jeu de sophistes dangereux l'examen d'une question qui leur paraissait jugée sans appel par une expérience séculaire. Mais de nos jours on a vu un certain nombre de médecins ardents et novateurs qui, généralisant peut-être des observations particulières, ont soutenu que la peste est dépourvue de tout caractère contagieux, traité avec dédain les moyens que la prudence suggère pour s'en préserver, et poursuivi comme une œuvre de progrès la suppression des lazarets et des quarantaines ; bien plus, poussant jusqu'à l'extrême l'esprit du système, et faisant de la statistique un usage abusif, ils ont avancé que, pour une période de plusieurs siècles, le nombre des épidémies avait été plus considérable depuis l'établissement des lazarets. Si quelques exemples récents, mal interprétés, paraissent donner raison à nos contradicteurs, nous pensons qu'ils devraient lire avec attention l'histoire des pestes de Marseille, de Moscou, de Nimègue; ils y verraient, que les mesures dont ils demandent la suppression eussent prévenu de grands désastres si elles avaient été sévèrement exécutées. Les conseils de prudence peuvent occasionner quelques dépenses et quelque gêne dans la rapidité des opérations commerciales; la suppression des lazarets et des quarantaines se solderait peut-être par des malheurs irréparables, la mort de plusieurs millions de victimes et la ruine d'un pays.

Ainsi que Prus le fait observer, quelques maladies virulentes, la syphilis, la morve, nous offrent un liquide qui, inoculé, reproduit presque à coup sûr la maladie. Il n'en est pas de même, affirme-t-on, de la peste. On sait que Desgenettes, pour rassurer les esprits, s'inocula, sans le moindre inconvénient, avec la pointe d'une lancette, le pus d'un bubon. Les expériences pratiquées au Caire par M. Lachèze sur quatre condamnés à mort, ne paraissent pas moins significatives : l'un, inoculé avec du sang de pestiféré, eut une peste bénigne; deux, inoculés avec la sérosité d'un anthrax, et le quatrième avec le pus d'un bubon, n'éprouvèrent rien. Clot-Bey s'inocula lui-même courageusement le sang d'un pestiféré et le pus d'un bubon, et ne ressentit que des malaises insignifiants et sans analogie avec la peste. Doit-on cependant conclure de ces expériences que le sang d'un pestiféré, le pus des bubons, la sérosité des anthrax puissent être inoculés impunément? Nullement. On voit des individus réfractaires à toute contagion; la disposition actuelle d'esprit suffit pour neutraliser l'action de certains virus; mais il est loin d'en être toujours ainsi. On sait que White, médecin de l'armée anglaise en Égypte, s'étant inoculé le pus d'un bubon, contracta la maladie et mourut le neuvième jour après l'expérience ; il présenta une pustule charbonneuse au pli de l'aine, lieu où il avait pratiqué l'inoculation. Les 14 individus inoculés par Dussap eurent tous la peste, suivant Pariset. Tout en reconnaissant que les expériences ne sont pas assez nombreuses, ni les faits assez précis pour juger la question, nous regrettons toutefois que le rapport de l'Académie de médecine ait exprimé des doutes, sans mentionner d'autres faits qui eussent été capables de les éclaircir. Tout salubres que soient nos climats, il ne se passe pas cependant une seule année sans que plusieurs personnes succombent à des anthrax occasionnés par la seule piqûre d'une mouche. Autant qu'il est possible de remonter à la source de l'empoisonnement, on découvre qu'elle avait sucé auparavant la chair d'animaux putréfiés, ou de bêtes mortes du charbon. A Paris, l'une des villes les plus belles et les plus salubres, on n'a observé en 1862 que deux exemples d'anthrax, un seul en 1861. La semaine dernière (25 novembre 1865), M. de Saint-Ch... a succombé à un anthrax de la face, avant même l'arrivée du médecin qu'on avait appelé au premier symptôme du mal. Dans quelques autres départements, celui d'Eure-et-Loir en particulier, le charbon ou la pustule maligne est endémique parmi les bêtes à cornes, et le mal se communique souvent aux bergers et aux bouchers qui ont l'imprudence de toucher ces tumeurs. En 1788, une affection charbonneuse se déclara dans la Meurthe, parmi des troupeaux paissant dans les marais inondés. Après avoir fait périr un grand nombre d'animaux, elle atteignit les hommes, soit, dit le docteur Vimat, que le mal fût inoculé par la piqûre des insectes qui suçaient la sanie des cadavres, soit que les effluves des vases émergées eussent produit des effets analogues sur les hommes et sur les animaux. Parfois nous voyons des piqûres anatomiques, auxquelles les médecins s'exposent le plus souvent sans résultats fâcheux, être suivies d'une intoxication mortelle. Dans les premiers jours de septembre 1863, Raybard, l'ingénieux chirurgien de Lyon, succomba à une piqûre qu'il s'était faite dans le cours d'une opération. Et maintenant, que vient-on prétendre? On voudrait que le sang, le pus, la sanie des pestiférés puissent être inoculés impunément et soient choses innocentes? La seule conclusion rigoureuse à tirer de certaines expériences, c'est que les matières inoculées ne communiquent pas toujours la peste, et c'est là un fait qui se produit dans toute espèce d'inoculation; le vaccin n'est pas toujours productif. Il résulte également du compte rendu annuel publié par l'hôpital général de Vienne (Autriche), que sur 115 individus mordus, en 1860, par des animaux enragés, 25 seulement sont morts d'hydrophobie. Mais affirmer que les inoculations de la peste ne la transmettent jamais, c'est ôter d'avance tout crédit à une opinion que l'analogie condamne et que le bon sens repousse comme fausse et dangereuse.

Nous appelons en outre l'attention sur ce fait si important pour l'étiologie de la peste. Il suffit de la piqûre d'une mouche, qui a séjourné sur un cadavre, pour donner un anthrax mortel, et, comme nous ne cesserons de le répéter, c'est aux émanations des substances animales putréfiées qu'est due la peste, dont les anthrax sont le plus fâcheux symptôme. Un Arabe a rapporté à Hamont que souvent il avait vu la piqûre des mouches, sortant des sépulcres égyptiens, produire la peste. Ce rapprochement ne donne-t-il pas une nouvelle force à notre opinion sur les causes de cette redoutable affection?

Nous regrettons également que la Commission de l'Académie de médecine, ou plutôt son rapporteur, n'ait pas levé l'équivoque qui règne dans la science au sujet de l'infection et de la contagion, et qu'il ait attribué à l'infection des effets qu'on doit rapporter à une contagion véritable. Ainsi que nous l'avons exprimé en traitant du choléra, il faut d'abord s'accorder sur la véritable acception des termes. Non, on ne doit pas entendre par contagion la transmission d'une maladie par le contact; s'il en était ainsi, aucune maladie peut-être ne serait contagieuse. L'épiderme est une enveloppe qui défend le corps de l'atteinte des agents extérieurs nuisibles, et s'oppose à leur absorption. Ainsi, le corps plongé dans un bain où l'on a fait dissoudre l'arsenic, le sublimé, la ciguë, la belladone, la morphine, la strychnine, n'en absorbe aucune parcelle, à moins de quelque solution de continuité, de quelque érosion, égratignure, petite plaie insensible. L'épithélium des muqueuses extérieures remplit le même office; mais il est si mince, si facile à déchirer, qu'il offre une protection moins efficace que l'épiderme; par conséquent, les muqueuses offrent plus de facilité à l'absorption, ainsi que le prouve la rapidité de l'infection syphilitique. L'enduit des glandes sébacées partage avec l'épiderme le privilége de protéger les organes contre la pénétration des substances nuisibles au sein de l'économie. Aussi, ne sommes-nous point surpris que les médecins européens qui ont traversé les épidémies de peste en Orient, aient presque tous reconnu, à l'exception toutefois de M. le docteur Grassi, dont l'opinion a une grande importance, que le contact immédiat des malades est sans danger pour ceux qui l'ont exercé à l'air libre ou dans des chambres bien aérées; aucune observation rigoureuse ne démontre donc la transmissibilité de la peste par le seul attouchement. Les ouvrages des docteurs Brayer, Cholet, Clot-Bey, Lachèze, Aubert Roche, contiennent des milliers de faits qui nous paraissent devoir dissiper tous les doutes à cet égard.

Le rapporteur de l'Académie définit l'infection : l'action des miasmes pestilentiels, auxquels l'air sert de véhicule, sur des organismes sains ou du moins non encore atteints de peste. Dans l'infection, l'air chargé des miasmes qui s'échappent des pestiférés pourrait donner la maladie à des personnes saines, en l'absence même de tout contact. Cette définition consacre une confusion regrettable entre deux termes ou plutôt deux modes de transmission qu'il faut distinguer soigneusement. Dans l'infection, la communication de la maladie s'opère par le foyer même qui l'engendre, tandis que la contagion est la transmission non-seulement par le contact immédiat, mais encore par les miasmes qui s'échappent des malades et sont absorbés avec l'air qu'on respire. On remarque, du reste, que si nous différons sur les termes, nous sommes d'accord sur les principes, et nous reconnaissons avec Prus que la peste est transmissible, dans les foyers épidémiques, à la fois par les miasmes qu'exhalent les pestiférés et par les foyers d'infection qui peuvent en résulter. Il nous paraît donc incontestable que les miasmes qui, en temps d'épidémie, s'accumulent dans un hôpital de pestiférés, dans une chambre, dans une maison, et peut-être même, ajoute Prus, dans une rue, dans une ville entière, sont un puissant moyen de communication de ce fléau.

C'est, du reste, à peu près exclusivement pendant une épidémie que la peste est contagieuse; depuis le mois de juin 1835 jusqu'à la fin de décembre 1838, 649 cas de peste sporadique furent observés à Alexandrie. Sur ce nombre, 646 n'ont transmis la peste à aucune des personnes qui ont donné des soins et touché les malades. On a conçu quelques doutes pour trois cas seulement. « La peste n'est pas toujours contagieuse, dit Pariset lui-même, autrement l'Orient serait désert; mais elle l'est quelquefois à un degré incroyable, et je me crois en droit de soutenir, contre les Européens orientaux, qu'elle se communique, et par une inoculation directe, et par le contact, et par les germes qu'un malade dépose dans ses vêtements, et par ceux qui recèlent principalement les matières dont on fabrique des tissus. »

La plupart des anciens observateurs ont admis que les émanations des pestiférés peuvent être propagées par l'air ambiant, non-seulement sur un espace restreint, mais encore à une certaine distance dans la direction du vent. Aucun d'eux ne doutait que ces émanations ne pussent s'attacher aux vêtements ou hardes, notamment aux poils, aux plumes, à la laine, aux peaux, à la soie, au coton, au chanvre, au lin, etc.; ils disaient ces objets *susceptibles*, mais n'admettaient pas que les émanations eussent la propriété d'adhérer au verre, aux métaux et aux corps tissés. Nous ne discuterons pas la valeur des faits qu'on cite à l'appui de cette opinion, les nombreux exemples de contagion déterminés, même après plusieurs mois, par le contact de vêtements qui avaient appartenu à des pestiférés; les documents publiés par M. Grassi méritent une sérieuse attention. On peut consulter également à l'appui de la même doctrine *l'exposé historique et médical de la peste d'Odessa,* de M. Andreïewski (137 pages in-8°, Odessa, 1838). Les médecins qui ont observé la peste de 1835 au Caire rapportent, il est vrai, qu'à la cessation de l'épidémie, les hardes et les meubles de plus de 50,000 pestiférés, morts dans cette capitale, furent vendus dans les bazars et mis en usage sans désinfection préalable, et ne communiquèrent la maladie à personne. Au plus fort de l'épidémie même, Clot-Bey se fit un jeu de porter une ceinture et des vêtements qui avaient appartenus à un pharmacien mort de la peste, d'autres couchèrent impunément dans les lits où étaient morts des pestiférés. Ces faits sont incontestables et ne manquent pas de valeur ; toutefois, ils ne peuvent détruire entièrement les exemples opposés ; nous nous contenterons de citer le suivant : Le 15 avril 1835, en présence de MM. Gaëtani, Clot, Lachèze et Bulard, deux condamnés à mort, Ibrahim Assan et Ben-Ali, tous deux âgés de 18 ans, et jouissant d'une belle santé, se couchèrent dans des lits que des pestiférés venaient d'abandonner. Le lendemain, Ibrahim avait la peste avec anthrax et bubon ; il mourut le 23. Le troisième jour, Ben-Ali fut également pris de la peste dont il guérit. Aucun sophisme ne peut ôter à ces faits leur signification. Aussi, dans une épidémie, le médecin, sans propager de fausses terreurs, doit néanmoins conseiller les précautions, dont la négligence pourrait avoir de si terribles effets. La Commission de l'Académie de médecine, tout en exprimant des doutes sur la question précédente, a cependant tiré de l'examen impartial d'un grand nombre de faits la conclusion suivante : *la transmission de la peste par les marchandises, dans les pays où la maladie est endémique ou épidémique, n'est nullement une chose prouvée.*

Dans les foyers où elle règne sous forme épidémique, la peste est éminemment contagieuse ; telle est l'opinion de Pariset, Hamont, Prus, MM. Grassi, Lachèze. Cependant quelques esprits systématiques persistent à attribuer à l'épidémicité ou à l'endémicité tous les faits qu'on cite à l'appui de la contagion. Pour les convaincre, il faudrait leur démontrer que la maladie est transmissible en dehors de ces foyers, et qu'elle peut être importée dans des lieux où elle n'a pas pris naissance. La solution de ce problème est d'autant plus importante, que par elle doit être décidé le maintien du régime sanitaire ou la suppression des lazarets et des quarantaines. Cette question si grave d'hygiène publique nous paraît avoir été jugée par la Commission de 1846, conformément à l'expérience de tous les siècles, aux données du bon sens, comme à l'esprit de progrès en matière d'observation. Les médecins qui ont étudié, en Égypte, les épidémies de 1835 et de 1841, nient la transmissibilité de la peste en dehors des foyers de cette affection. De nombreux pestiférés, disent-ils, sont accumulés dans les maisons et les hôpitaux, où se trouvent, par conséquent, réunies toutes les conditions favorables à la transmission de la maladie ; cependant à une époque à peu près fixe, l'épidémicité s'éteint, et avec elle la fièvre disparaît. Une fois sorti du foyer épidémique, un malade n'est pas même plus à redouter qu'un pestiféré sporadique dont l'approche et le contact, de l'aveu de tous les médecins d'Égypte, n'offrent aucun danger. Puis, ajoutent les non-contagionistes, une épidémie n'éclate dans une contrée qu'à la suite de causes locales ou individuelles, telles que les privations, les fatigues, les peines physiques et morales, qui se combinent aux influences atmosphériques. Or, disent-ils, lors même qu'un navire transporterait hors du foyer un ou plusieurs pestiférés, ils ne pourraient transmettre en même temps les causes passées et présentes, physiques et morales, nécessaires au développement d'une épidémie.

Aucune de ces assertions ne résiste au plus simple examen des faits : depuis 1720, dit le savant rapporteur de l'Académie, 24 navires sont arrivés dans les lazarets de France et d'Italie, avec la peste à bord ; 5 ont été reçus à Venise, 8 à Livourne, 1 à Gênes, 10 à Marseille. Le nombre des cas parfaitement caractérisés, traités au lazaret de cette dernière ville, s'élève à 33, dont 18 se sont terminés par la mort, et 14 par la guérison. Trois chirurgiens quarantainaires ont contracté la peste en saignant des pestiférés au lazaret ; tous trois ont guéri ; un quatrième a succombé ; 4 gardes de santé ont également contracté la peste ; 2 ont guéri, 2 sont morts. Un matelot, faisant les fonctions d'infirmier au lazaret, a contracté la peste, il a guéri. Deux matelots renfermés au lazaret depuis plus de 12 jours, ont également succombé. Les 18 autres cas ont été fournis par des matelots qui avaient contracté la peste à bord. Les faits recueillis depuis un peu plus d'un demi-siècle, à Venise, à Livourne, à Gênes, attestent également que la peste peut se transmettre hors du foyer épidémique. La transmission par les miasmes échappés du corps des malades est donc un fait incontestable. Toutes les fois qu'il y a eu dans un navire un ou plusieurs cas de peste, le séjour de ce navire devient très-dangereux ; il s'y forme alors très-souvent un véritable foyer d'infection ; ainsi, le garde de santé, Michel Favre, montant à bord du *Capitaine Anderson*, où personne, dans ce moment même, n'avait la peste, n'en fut pas moins frappé de cette maladie. Nous ferons observer, enfin, que tous les navires qui ont importé la peste dans les ports d'Europe, venaient de localités où elle régnait à l'état épidémique.

On a vu toutefois, par les exemples précédents, que,

depuis 1720, les navires arrivés dans les ports d'Europe avec la peste à bord n'y ont déterminé aucun grand désastre. Les mesures de précaution ont-elles étouffé la maladie dans son germe, ou bien la peste importée loin de son foyer ne peut-elle produire une épidémie, à moins qu'elle ne rencontre dans le climat, dans la localité et la population, des circonstances favorables à son développement? Dans l'ignorance où nous sommes de toutes les conditions météorologiques, des causes locales et des prédispositions organiques qui engendrent ces terribles épidémies, on ne doit jamais se départir de la surveillance la plus attentive. L'exemple du passé, celui des pestes de Marseille et de Moscou, commandent de ne jamais s'endormir dans une sécurité dangereuse. Comment savoir si la peste importée par quelques malades est propre à engendrer une épidémie, ou si la localité réunit les conditions voulues pour en être infectée? Prus mentionne les deux exemples suivants : En 1630, on avait été informé à Milan qu'une armée allemande se disposait à franchir les Alpes pour s'emparer du duché de Mantoue. Le tribunal de santé sachant qu'on avait signalé dans cette armée quelques cas de peste, députa le docteur Tadino, l'un de ses membres, pour représenter les conséquences que pourrait avoir le passage des troupes dans le Milanais. On ne tint aucun compte de cette réclamation, et l'armée, en traversant Milan, y laissa le principe de la peste trop fameuse qui ravagea cette ville en 1630. Voici le second exemple : Le 2 juin 1818, le navire anglais *Avon* arriva à Tanger avec 382 pèlerins qu'il avait pris à Alexandrie. Les consuls, constitués en conseil de santé, voulurent soumettre ce navire à une quarantaine ; l'autorité locale s'y opposa. Les pèlerins eurent la libre pratique immédiate ; peu de jours après, on sut que quatre personnes étaient mortes de la peste. Ce fut le commencement de l'épidémie qui désola l'empire du Maroc pendant deux ans, et fit périr à Tanger un habitant sur trois.

C'est donc avec sagesse que la France a conservé les lazarets et les quarantaines pour les navires provenant des lieux infectés de peste ; mais, plusieurs milliers de faits parfaitement observés ayant prouvé que l'incubation de la maladie est de deux à cinq jours, et que jamais elle ne dépasse huit, on a pu établir un régime sanitaire qui concilie la prudence avec la rapidité des communications et des transactions commerciales. L'institution des médecins sanitaires en Orient, tout en offrant des garanties de sécurité, ne peut manquer de nous éclairer plus complétement sur les causes, la nature et la prophylaxie de la peste ; elle répandra, en outre, dans ces contrées trop longtemps déshéritées, la connaissance des lois de l'hygiène sans lesquelles la civilisation ne peut accomplir aucun progrès moral ou matériel.

Symptômes, traitement, prophylaxie de la Peste.

Il nous suffit d'avoir cité les trois symptômes essentiels de la peste, les bubons, les anthrax, les pétéchies ; les premiers se manifestent aux aines, aux aisselles, et plus rarement à l'angle des mâchoires ; ils peuvent se terminer par résolution, par suppuration et même par gangrène. Les seconds, accompagnés de douleurs brûlantes, attaquent les parties charnues, dépourvues de poil, les joues, le cou, la nuque, le dos, la poitrine et les membres, et sont toujours suivis d'eschares plus ou moins larges et profondes. Quelquefois les pétéchies passent à l'état d'anthrax. L'invasion est souvent précédée d'un frisson, accompagné de céphalalgie gravative, de vertiges, de délire, de coma et de convulsions ; la prostration des forces, les syncopes, le vomissement, la diarrhée, les hémorrhagies passives, l'odeur cadavérique du corps, les sueurs excessives, l'ardeur brûlante de la gorge, la vitesse et l'intermittence du pouls sont aussi des symptômes habituels de la peste. Mais, au début des épidémies, on voit parfois des hommes en parfaite santé être enlevés en cinq ou six heures, avant même l'apparition des symptômes caractéristiques. Que peut l'art du médecin contre des cas aussi foudroyants ? C'est au déclin des épidémies qu'on observe un plus grand nombre de terminaisons favorables. A l'état épidémique, la mortalité est au moins de moitié, et souvent des deux tiers ; en voici un spécimen : à Benghazy, sur une population réduite à 3,000, il y eut en trois mois, 1,340 personnes attaquées et 806 morts ; à Derna, 249 malades, 130 décès ; à Merdjii, 48 atteints, 32 morts. Du reste, dans aucune maladie, la médecine ne s'est montrée aussi impuissante. Dans la peste d'Athènes, l'empirique Acron s'acquit une grande réputation en faisant allumer de grands feux auprès des malades, et brûler des résines et des bois odorants. Si l'on veut faire quelque progrès dans le traitement, il faut qu'on abandonne la méthode routinière et irrationnelle des saignées abondantes et répétées, préconisée par Sydenham. N'est-ce pas un contre-sens pathologique que de saigner à blanc dans une maladie attribuée aux privations, au vice des aliments, aux souffrances physiques et morales, à des émanations putrides, à un air empoisonné ? C'est à une méthode tout opposée que la sagesse conseille de recourir. On peut conseiller un émétique au début, suivi promptement d'une décoction de quinquina, de la limonade sulfurique, de frictions huileuses ou faites rapidement avec de l'eau glacée; celles-ci ont souvent pour effet de provoquer des sueurs abondantes et critiques. L'eau vineuse, l'esprit de Mindérérus, le camphre, la thériaque, le hachisch, peuvent aussi être utilement employés. Mais, par-dessus tout, il faut imiter la conduite et suivre les conseils du cardinal J. Gastaldy, lors de l'épidémie en 1657, à Rome, et de Mertens pendant l'épidémie de Moscou, en disséminant les pestiférés et les plaçant dans des lieux élevés, dans des salles spacieuses et bien ventilées ; puis, on doit exposer à l'air libre et purifier les maisons, les meubles et le linge abandonnés par les malades. Lorsqu'une épidémie règne, il est encore moins difficile d'en prévenir les atteintes que de les guérir. Tous ceux que le devoir n'y retient pas doivent abandonner une ville infectée. On peut forcer même les habitants pauvres et nécessiteux d'en sortir, en leur assignant des lieux de refuge, en conciliant toujours les lois de l'humanité avec les intérêts de la santé publique. C'est en s'opposant à l'agglomération, en isolant le plus possible, qu'on peut espérer éteindre une épidémie dans son foyer.

Quant aux lieux où la peste est endémique, il faut s'occuper énergiquement, et en faire peut-être même une question de police internationale, de détruire les causes qui l'engendrent. Hamont, Pariset, Prus, Grassi, Pugnet, Villermé, les ont signalées avec force. M. Aubert Roche, dont l'Égypte n'oubliera jamais le courageux dévouement, après avoir étudié la maladie en Europe, aussi bien qu'en Orient, arrive aux conclusions suivantes : Dans tous les temps, dans tous les lieux, la peste a disparu devant la civilisation ; elle est revenue avec la décadence et la barbarie ; partout les mêmes causes ont produit les mêmes effets. La peste, qui est aujourd'hui permanente en Orient, n'y existait pas du temps de la civilisation égyptienne, grecque et romaine, tandis qu'elle ravageait continuellement l'Europe orientale, plongée alors dans la barbarie. Aujourd'hui, les rôles sont changés, l'Europe est délivrée du fléau ; il exerce ses ravages en Orient. La civilisation parviendra seule à l'anéantir de nouveau, et dans les bienfaits du progrès civilisateur, il faut comprendre surtout une application générale et constante des lois de l'hygiène publique et privée. Cette doctrine et ces principes sont ceux que nous avons proclamés nous-même dans notre ouvrage *Sur l'influence des climats*, longtemps avant M. Aubert Roche. Mais, sans mettre en doute les avantages de la civilisation, peut-on espérer cependant qu'elle suffise pour délivrer à jamais les peuples de toute attaque de peste ? On n'oserait le penser, lorsque, dans le siècle dernier, cette terrible maladie a pu pénétrer à Marseille, à Moscou, dans toute l'Europe orientale, et quand de nos jours on a vu quatre fois une épidémie non moins redoutable, le choléra asiatique, se jouer des barrières que la nature a placées entre les nations, des monuments de notre sagesse, et des vaines précautions de la prudence humaine ?

Toutefois, nous croyons avoir prouvé qu'il est au pouvoir des gouvernements de détruire les foyers de la plupart des fléaux qui ravagent la terre, et la source des vices qui empoisonnent les générations. Pour atteindre ce but, l'un des plus grands que la science et la civilisation puissent se proposer, il faut donc rendre à l'hygiène toute l'importance que lui attribuèrent Moïse, Lycurgue, Cyrus, Hippocrate, en un mot les anciens législateurs, les fondateurs de puissants empires, de races viriles, de nationalités indestructibles. Nous répéterons avec le plus grand philosophe des siècles modernes (DESCARTES, Discours de la méthode), *qu'on se peut exempter d'une infinité de maladies, tant du corps que de l'esprit, et même aussi peut-être de l'affaiblissement de la vieillesse...., et que s'il est possible de trouver quelque moyen qui rende communément les hommes plus sages et plus habiles qu'ils n'ont été jusqu'ici, c'est dans la médecine qu'on doit le chercher.*

FIN.

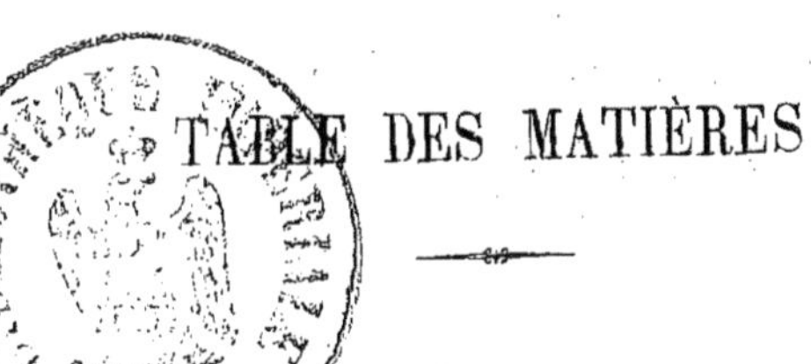

TABLE DES MATIÈRES

PREMIÈRE PARTIE

Le Choléra épidémique ou indien.

IIe PARTIE

De la Fièvre jaune, typhus amaril, vomito negro.

IIIe PARTIE

De la Peste.

Pars. — Imprimerie FÉLIX MALTESTE et Cie, rue des Deux-Portes-Saint-Sauveur, 22.